Echocardiography in ICU

ICU 超声心动图

主　编　［法］Michel Slama

主　译　邢长洋　袁丽君

主　审　曹铁生　段云友

副主译　王　佳　蔡文斌

李者龙　刘建学

世界图书出版公司

西安　北京　广州　上海

图书在版编目 (CIP) 数据

ICU 超声心动图 /（法）米歇尔·斯拉马（Michel Slama）主编；邢长洋，袁丽君主译 .—西安：世界图书出版西安有限公司，2021.8

书名原文：Echocardiography in ICU

ISBN 978-7-5192-8614-9

Ⅰ．① I…　Ⅱ．①米…　②邢…　③袁…　Ⅲ．①超声心动图　Ⅳ．① R540.4

中国版本图书馆 CIP 数据核字（2021）第 136724 号

书　　名　**ICU 超声心动图**
　　　　　ICU CHAOSHENG XINDONGTU
主　　编　［法］Michel Slama
主　　译　邢长洋　袁丽君
责任编辑　张　丹
装帧设计　绝色设计
出版发行　**世界图书出版西安有限公司**
地　　址　西安市锦业路 1 号都市之门 C 座
邮　　编　710065
电　　话　029-87214941　029-87233647（市场营销部）
　　　　　029-87234767（总编室）
网　　址　http://www.wpcxa.com
邮　　箱　xast@wpcxa.com
经　　销　新华书店
印　　刷　西安雁展印务有限公司
开　　本　889mm × 1194mm　1/32
印　　张　8
字　　数　200 千字
版次印次　2021 年 8 月第 1 版　2021 年 8 月第 1 次印刷
版权登记　25-2021-109
国际书号　ISBN 978-7-5192-8614-9
定　　价　88.00 元

医学投稿　xastyx@163.com ‖ 029-87279745　029-87279675
（如有印装错误，请寄回本公司更换）

译者名单

Translators

主　译	邢长洋（空军军医大学第二附属医院）
	袁丽君（空军军医大学第二附属医院）
主　审	曹铁生（空军军医大学第二附属医院）
	段云友（空军军医大学第二附属医院）
副主译	王　佳　蔡文斌　李者龙　刘建学
译　者	白宝艳　卜　特　蔡文斌　杜引会
	丰　杨　贺小龙　侯　颖　雷玉嘉
	李者龙　梁　媛　刘　佳　刘建学
	刘云楠　邱　硕　石秦东　孙　蕾
	孙汶齐　王　辰　王　佳　王小闯
	邢长洋　许　磊　袁丽君　张思妍
	张雅君　张宇新　赵联璧　周　田
	周雪莹

原著作者

Contributors

Daniel De Backer Department of Intensive Care, CHIREC Hospitals, Université Libre de Bruxelles, Brussels, Belgium

Stephen J. Huang Intensive Care Unit, Nepean Hospital, University of Sydney Nepean Clinical School, Sydney, NSW, Australia

Julien Maizel Medical ICU, Amiens University Hospital, Amiens, France

Paul H. Mayo Division Pulmonary, Critical Care, and Sleep Medicine, Northwell Health, New York, NY, USA

Anthony McLean Department of Intensive Care Medicine, Nepean Hospital, University of Sydney, Sydney, NSW, Australia

Sam Orde Nepean Hospital, Sydney, NSW, Australia

Michel Slama Medical ICU, CHU Sud, Amiens, France

Antoine Vieillard-Baron Surgical and Medical ICU, University Hospital Ambroise Paré, APHP, Boulogne- Billancourt, France

Philippe Vignon Medical-Surgical Intensive Care Unit, Dupuytren Teaching Hospital, Limoges, France

Inserm CIC-P 1435, Dupuytren Teaching Hospital, Limoges, France

译者序

Preface

超声心动图是临床评价重症患者心脏结构和功能，以及循环血流动力学的重要手段，具有即时性、无创性、便携性和无辐射的特点，特别适合在ICU环境中对患者进行灵活、动态的检查评估。在新型冠状病毒性肺炎疫情期间，专家们发表了大量重症超声心动图在新冠肺炎患者心血管并发症的病情诊断、病程随访和预后判断等方面的研究成果，这体现了重症超声心动图在疫情中发挥的重要医疗作用。结合当前社会背景，本译作的出版可谓恰逢其时。

法国亚眠大学副校长、重症医学科主任Michel Slama教授，是世界重症超声心动图领域的杰出专家，也是相关国际指南的起草者之一，将重症超声心动图方面的研究成果、最新技术和真实案例进行梳理，并撰写成本书，配以生动的图片和明晰的表格，通俗易懂，便于掌握；且附有章节测试，以利考察。本书可为重症医学及超声医学医生在学习和提高重症超声心动图技术时提供参考和借鉴。

在本书出版之际，特别感谢我国著名的超声医学专家曹铁生教授、段云友教授在百忙之中担任主审，对全书进行逐字审阅和修改，并提出了许多宝贵的建议。

由于译者学识水平有限，难免会有疏漏和瑕疵，希望广大读者批评、指正。

邢长洋

2021年5月

前言

Foreword

这本书是评估血流动力学衰竭的超声心动图便携指南。作者认为，对于经常面对血流动力学衰竭的一线重症医生来说，重症超声心动图是他们可用到的最重要的诊断和监测工具。超声心动图在帮助重症医生做出即时诊断、制订当下及后续的治疗方案、测量关键的血流动力学指标、持续监测患者的血流动力学功能等方面，具有无可比拟的能力。

本书代表了同道们在超声心动图的国际指南、会议、课程及科研项目上共同研究的合作成果。结合他们的专业知识，为使用超声心动图重症患者诊断及管理的一线重症医生提供了切实可行的指导。本书内容上重点介绍了重症超声心动图的实用方法，用简明扼要的文字配以即时可用的图片、表格和流程图，同时本书的电子版包含了许多案例及章节测试。我们希望本书能够有助于将重症超声心动图融合到日常实践中，以便更好地管理血流动力学衰竭的患者。

Michel Slama

Paul H. Mayo

郑重声明

目　录

Contents

第 2 部分 ICU 超声心动图

第 3 部分 心肺相互作用

第 4 部分 血流动力学评价

第 5 部分　休　克

第 6 部分　呼吸衰竭

第 7 部分　病理学

视频目录

Videos

第 3 章

补充材料病例 1

补充材料病例 2

第 9 章

视频 9.1 病例 1：录像 1 胸骨旁左室长轴切面低血容量室壁贴合

视频 9.2 病例 1：录像 2 胸骨旁短轴切面低血容量室壁贴合

视频 9.3 病例 1：录像 3 心尖四腔切面低血容量室壁贴合

视频 9.4 病例 2：录像 1 血容量不足状态时下腔静脉吸气变化

视频 9.5 病例 3：录像 1 心尖四腔心切面室壁贴合伴梗阻

视频 9.6 病例 4：录像 1 胸骨旁短轴切面低血容量室壁贴合

第12章

视频 12.1 心尖四腔切面伴右心室严重扩张

视频 12.2 胸骨旁左室长轴切面伴右心室严重扩张

视频 12.3 胸骨旁短轴切面伴右心室严重扩张

第19章

视频 19.1 心包填塞 心尖四腔切面伴大量心包积液和右心房压迫

视频 19.2 心包填塞 剑突下切面伴右心室和右心房压迫

视频 19.3 心包填塞 心尖四腔切面伴舒张末期和收缩早期的右心房压迫

视频 19.4 心包填塞 心尖四腔切面伴心脏摆动征

视频 19.5 心包填塞 剑突下切面心腔压迫

第21章

视频 21.1 肺栓塞

第22章

补充材料病例 1

补充材料病例 2

第 23 章

视频 23.1 经食管超声心动图主动脉赘生物

视频 23.2 经食管超声心动图人造主动脉赘生物

视频 23.3 经食管超声心动图二尖瓣赘生物

视频 23.4 主动脉瓣环不均匀高回声显示人造主动脉内膜炎并发脓肿

视频 23.5 彩色模式下主动脉瓣叶裂的主动脉内膜炎患者显示主动脉瓣严重反流

第 25 章

补充材料数据 S1

第 26 章

视频 26.1 录像 1 经食管超声心动图（横切面）显示急性升主动脉夹层。撕脱内膜分隔循环真腔（彩色多普勒）与非循环假腔

视频 26.2 录像 2 经食管超声心动图（纵切面）显示 A 型患者的急性主动脉夹层（录像 1 中同一患者）。注意口径较小的主动脉真腔（底部）和口径较大的主动脉血栓假腔（顶部）

视频 26.3 录像 3 经食管超声心动图（横切面）显示，胸部重度钝性伤患者的主动脉峡部外膜下破裂。注意横跨主动脉峡部，厚且固定的撕裂中膜及血管周围的纵

隔积血

视频 26.4　录像 4　经食管彩色多普勒超声心动图（横切面，录像 3 中同一患者）显示，胸部重度钝性伤患者的主动脉峡部外膜下破裂。注意撕裂中膜两侧的血流速度相近，破裂的主动脉壁附近出现湍流而引起的信号混叠

视频 26.5　录像 5　经食管超声心动图（纵切面）显示，胸部重度钝性伤患者的主动脉峡部外膜下破裂。注意由于破裂局限于主动脉峡部，撕裂的中膜几乎垂直于主动脉壁

补充材料电子版位于对应章节的线上版本 https://doi.org/10.1007/978-3-030-32219-9。

第 1 章 超声物理原理

Stephen J. Huang

1.1 声波的基本特征

声波是一种纵波，粒子沿着传播方向振动。声波传播时，产生的压缩区（高压）和稀疏区（低压）交替出现。通常将声波可视化为正弦波较易理解，其波峰和波谷分别代表压缩区和稀疏区（图 1.1）。

声波的特征参数包括：

· 波长（λ），即一个周期的长度。

· 频率（f），即每秒的周期数（振动数）[单位：赫兹（Hz）]。

· 速度（c），声音在某种介质中的传播速度，取决于介质的刚度（B）和密度（ρ）。

· 幅度（A），同发生位移的粒子数，以及与声音的

S. J. Huang(✉)
Intensive Care Unit, Nepean Hospital, University of Sydney Nepean Clinical School, Sydney, NSW, Australia
e-mail: Stephen.huang@sydney.edu.au

M.Slama(ed.), *Echocardiography in ICU*,
https://doi.org/10.1007/978-3-030-32219-9_1

响度有关；声能越大能够引起越多的粒子振动，因此幅度也越大。

尽管波长和速度会随着介质的密度和刚度变化，但频率是不变的。因此，常用频率来描述声波。由于能量的损失，幅度随着波传播的距离而减低。

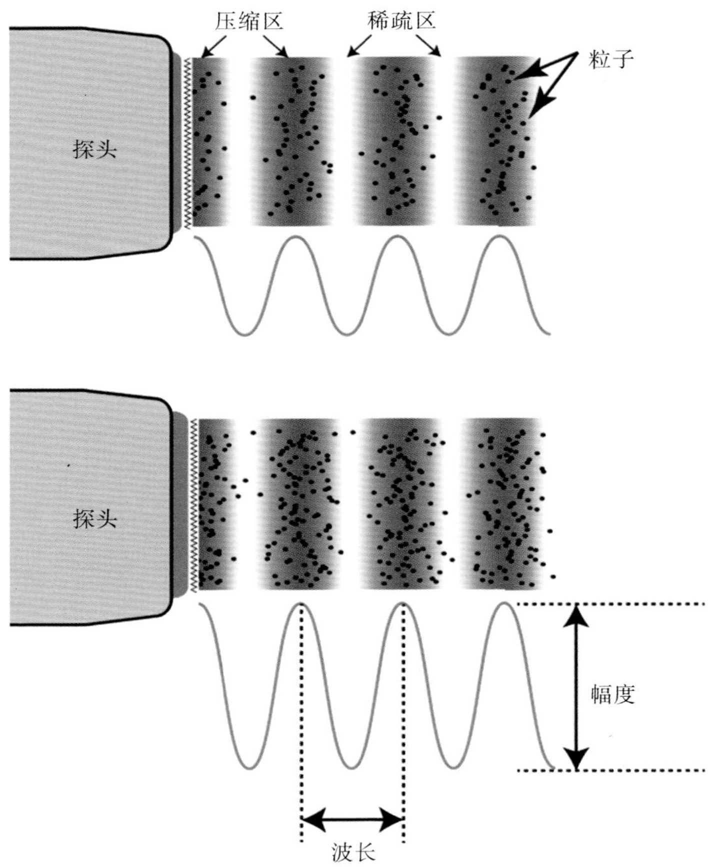

图 1.1　声波

频率、波长和速度三者的关系如下：

速度（c）= 波长（λ）× 频率（f）

1.2　诊断超声

诊断超声的频率通常在兆赫（MHz）范围。以超声心动图为例，其频率在 2~4MHz。

在二维成像中，超声以脉冲的形式发射，每个脉冲包括若干个周期。脉冲的长度可以用产生脉冲的时间测量；这个时间就是脉冲时长，等于传播时间。高频就需要缩短脉冲产生时间，因此其脉冲时间短。当一个脉冲发出后，至下一个脉冲发出前，探头就在等待回声（图 1.2）。

发射脉冲的频率即为脉冲重复频率（pulse repetition frequency，PRF），与超声的频率无关。

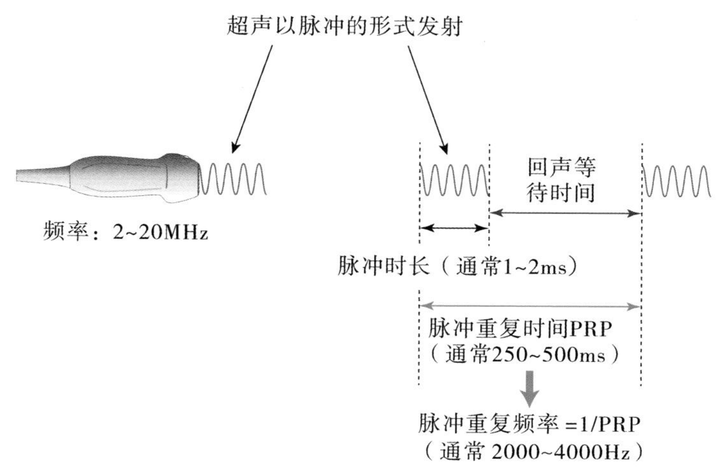

图 1.2　超声脉冲和脉冲时长

1.3　散射、反射和透射

当超声脉冲遇到反射面，将会发生：

- 散射。
- 反射。
- 透射。

1.3.1　散　射

当反射面的尺寸小于波长（如红细胞），超声就在各个方向上发生散射。只有一小部分回声能够回到探头。散射产生了组织的特征性声学表现（图 1.3）。

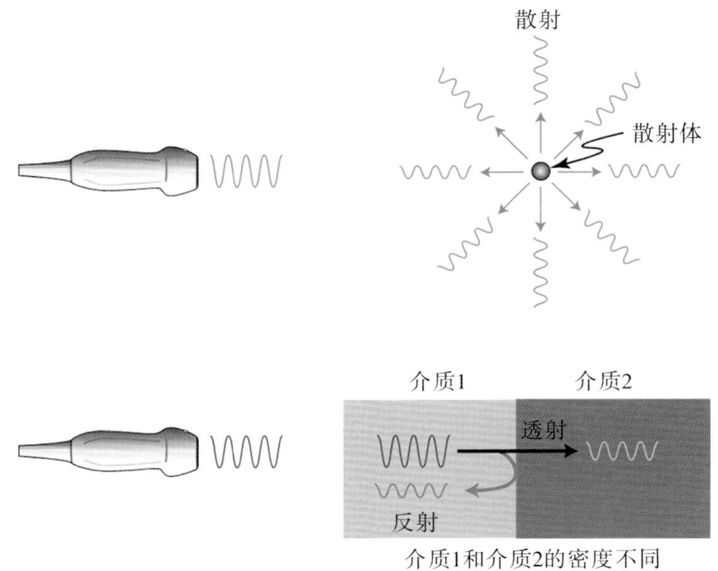

图 1.3　散射、反射与透射

1.3.2 反　射

反射发生在组织密度不同的交界面。密度差异越大，发射超声越多。在气体和组织交界面将发生近似全反射，这就是有多层气体和组织界面的肺脏超声穿透性差的原因（图 1.3）。

1.3.3 透　射

未被反射的超声将继续穿过界面传播（图 1.3）。密度相似的组织更易发生透射，而非反射。

1.4 衰　减

超声的能量以及幅度，随着超声脉冲向组织深处传播而减低，这种现象叫作衰减。能量损失的原因主要有以下 3 种（图 1.4）：

1. 散射，能量向各个方向反射（见上文）。

2. 克服组织黏度（刚性或阻力），声能转化为热能损失。

3. 反射，使继续传播的能量减少。

因此，穿过后的超声幅度减低，图像的亮度也随着深度增加而减低。

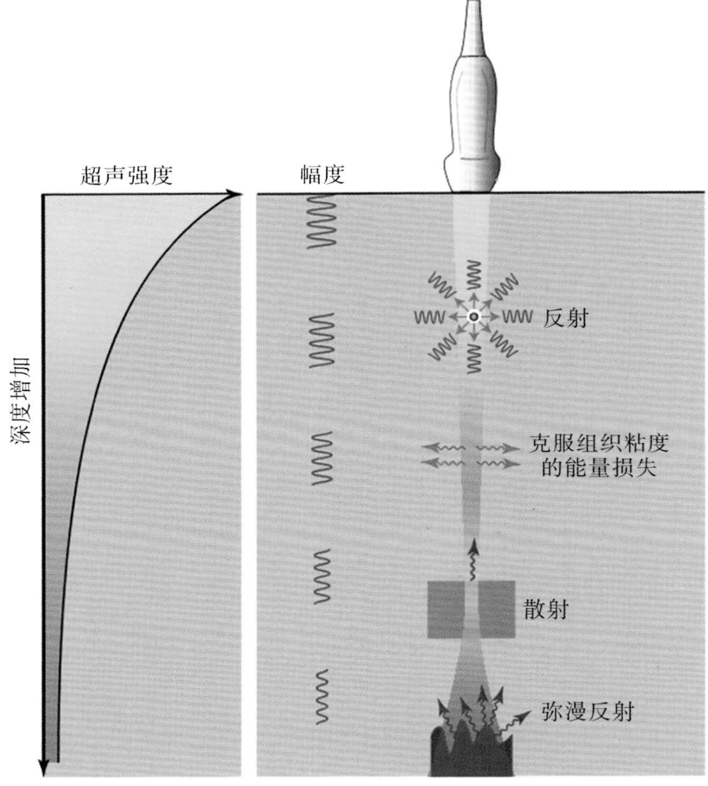

图 1.4 衰减

实践提示

如何提高深处组织的亮度：

1. 使用时间补偿增益（time gain compensation，TGC），增加远场的增益。

2. 将焦点置于远场。

3. 降低频率减少能量损失，提高穿透力。

4. 激活谐波成像（tissue harmonic imaging，THI）。

1.5　声束聚焦和侧向分辨力

1.5.1　声束聚焦

现代探头普遍使用电子聚焦。通过聚焦，声束在焦区汇聚。焦区的声束宽度最窄，声束强度最大（图 1.5）。

1.5.2　侧向分辨力

能够区分邻近两个反射体的能力、为侧向分辨力。为了能够区分两个相邻的反射体，声束宽度应当窄于反射体间距，这样每个反射体发射的回声才能在不同时间到达探头。

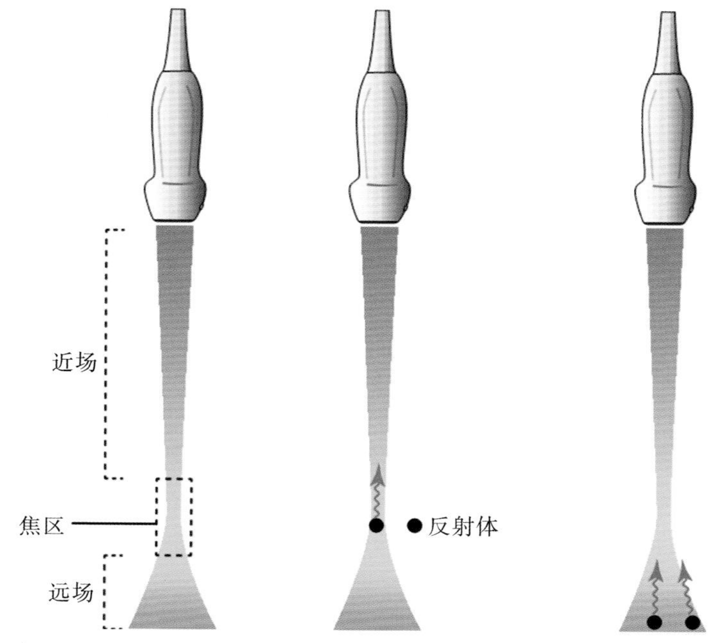

图 1.5　声束聚焦和侧向分辨力

如果两个反射体的回声同时回到探头，超声仪将无法分辨。这种情况常常出现在焦区外。此时，侧向分辨力不佳（图 1.5）。

实践提示

· 大部分仪器的焦区位置是可调的，将焦区调整到最需要高分辨力的位置，如赘生物处。

· 一些仪器提供双焦区功能，但是会引起帧频的减低。

1.6 频率、脉冲时间和轴向分辨力

1.6.1 频率和脉冲时间

每个脉冲的周期数一定，高脉冲频率就能缩短脉冲时长，即短脉冲（图 1.2）。

1.6.2 轴向分辨力

沿着声束传播方向上区分垂直排列的两个反射体的能力成为轴向分辨力。

轴向分辨力取决于脉冲时长（或脉冲长度）（图 1.6）。当一个脉冲到达界面（初次反射），部分超声将被反射（图 1.6 蓝色箭头），其余超声继续传播（图 1.6 黄色箭头）。如果传播的超声遇到第二个界面，将继续发生反射（二次反射）。

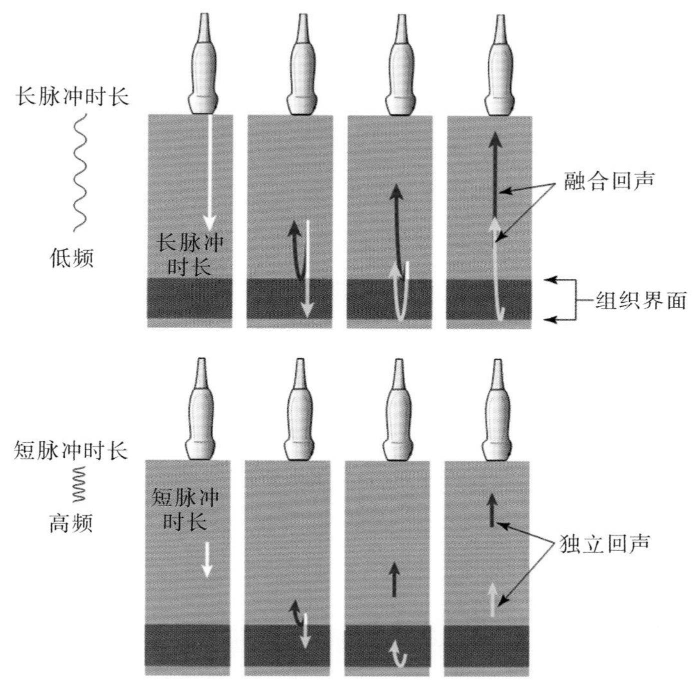

图 1.6　脉冲时长和轴向分辨力

如果脉冲时长较长，第二次回波可能与初次回波相遇并融合，产生一个长回波，也就是一个宽反射界面，而不是两个分开的反射界面。

如果脉冲时长较短，初次回波和第二次回波将很好的分开，产生两个分开的信号。

实践提示

通常使用高频以获得更好的图像。但如果患者体型较大（肥胖），低频较好的穿透力才可以获得较好的图像。

1.7 动态范围

二维声像图通过图像的灰度来展现。不同的结构灰度不同（图 1.7）。灰度值可以通过调节灰度范围来改变，或宽或窄。动态范围（dynamic range，DR）描述了灰度的范围。例如，如果动态范围小，灰度浅和深的结构将显示为白和黑，这就使图像的对比度更强。而较宽的动态范围则会使图像更加柔和。一些机器用“compression”代替表达动态范围（图 1.7）。

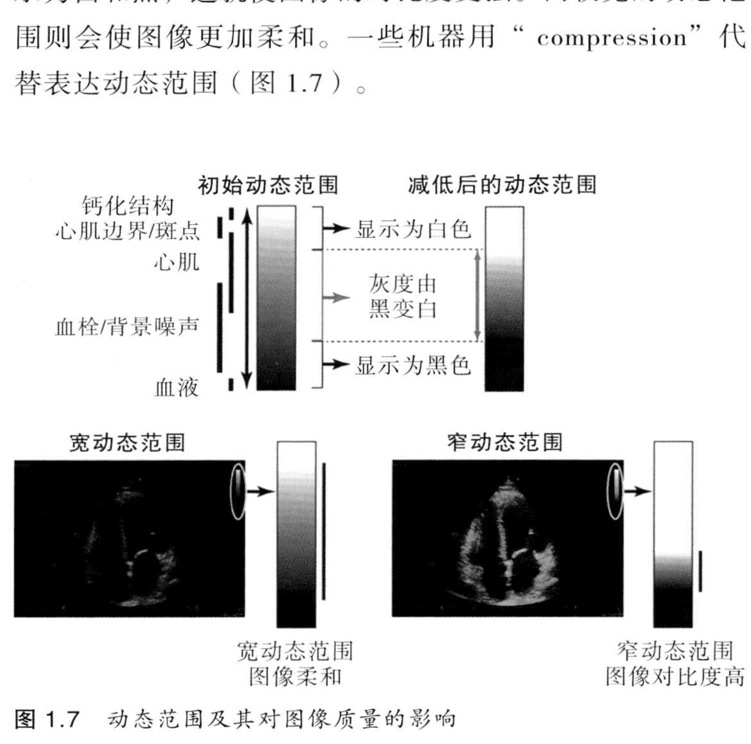

图 1.7 动态范围及其对图像质量的影响

实践提示

窄动态范围

· 用于消除低水平的背景噪声，增强显示心脏结构，提高对比度。

· 有利于识别边界，有助于测量。

宽动态范围

· 显示较弱的信号。

· 使图像更加柔和。

· 有利于探测回声差异小的物体，如血栓、赘生物和肿瘤。

1.8 多普勒超声

1.8.1 多普勒超声心动图

多普勒超声心动图可用于测量血流速度以及组织运动速度。当反射体（如红细胞）朝向或背离探头运动，将引起反射回声频率的改变。当反射体朝向探头运动，反射回声频率将高于发射频率，当反射体背离探头运动，反射回声将低于发射频率。超声仪通过多普勒频移（发射超声与回声频率之差）计算速度（图 1.8）。

1.8.2 脉冲波多普勒

同二维超声一样，多普勒超声也利用超声脉冲。通过调节取样容积（门），操作者可以选择测量的位置。

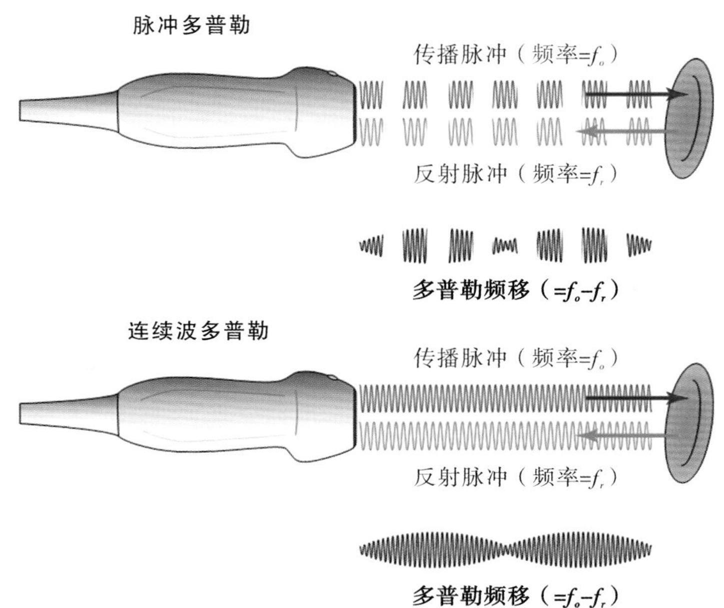

图 1.8　脉冲波和连续波多普勒

1.8.3　连续波多普勒

探头连续发射和接受超声信号。声束方向上所有的回声都将被接收并分析。因此，操作者不能选择测量位置。

实践提示

·使用脉冲波多普勒测量低速信号（如≤ 1.7m/s），以及测量特定位置速度。

·使用连续波多普勒测量高速信号（如≥ 1.7m/s），如反流或狭窄血流。

1.9　常用多普勒测量

1.9.1　峰值速度

峰值速度常用于通过简化伯努利方程（simplified Bernoulli equation，SBE）测量跨瓣压差（ΔP）

$$\Delta P=4\ (v-v_0)^2=4v$$

简化伯努利方程假设近端速度（v_0）为 0，v 是射流紧缩处的速度。峰值速度用于估计肺动脉压力或动态流出道梗阻的跨瓣压差（图 1.9）。

1.9.2　速度时间积分

速度时间积分（velocity time integral，VTI），即多普勒速度曲线下面积，是通过描记单心动周期的频谱获得的（图 1.9）。速度时间积分代表了单心动周期内获得的总速度，有两个方面的用途。

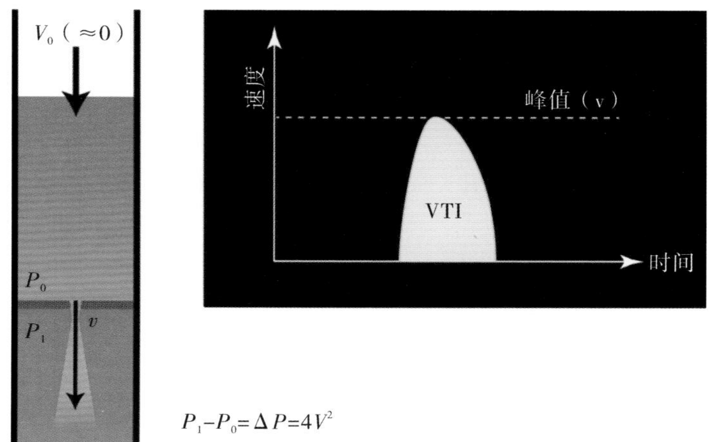

图 1.9　峰值速度和速度时间积分

1.9.2.1　计算血流量

血流量，如每搏量，可以通过将速度时间积分与横断面积（cross-sectional area，CSA）相乘得到。因此，如果测得左室流出道内径（d）和速度（V_{LVOT}），可通过计算得到每搏量。

$$每搏量 = CSA \times V_{LVOT} = \pi \left(\frac{d}{2}\right)^2 \times V_{LVOT}$$

1.9.2.2　计算平均压差

$$平均压差 = \frac{\sum_{i=1}^{n} 4v_n^2}{n}$$

平均压差用于评定瓣膜病的严重程度，如主动脉狭窄。通过描记多普勒频谱，机器自动测出平均压差（mean ΔP）。

1.10　多普勒测量的局限性

为了获得准确可靠的多普勒测量，操作者应当了解多普勒测量的两个主要局限性：①速度测量中存在的多普勒角度误差；②使用了简化伯努利方程测量压差。

1.10.1　多普勒角度误差

为了获得准确的速度测值，超声声束需要同血流方向平行，即夹角为 0°。当多普勒夹角不为 0° 时，速度会被低估（图 1.10）。操作者应当尽可能减小夹角，使其小于 20°，这样对于速度的低估则小于 10%。

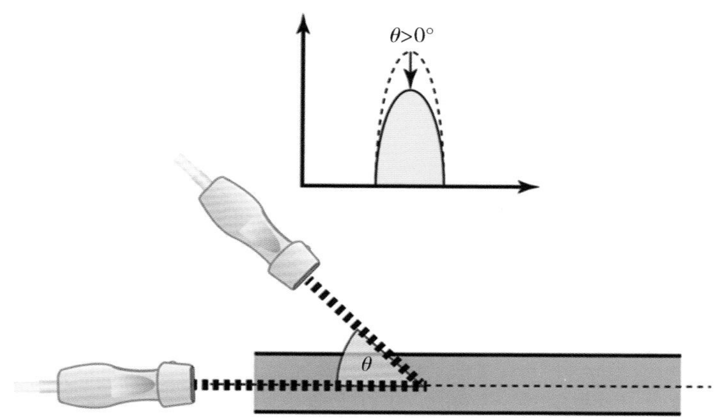

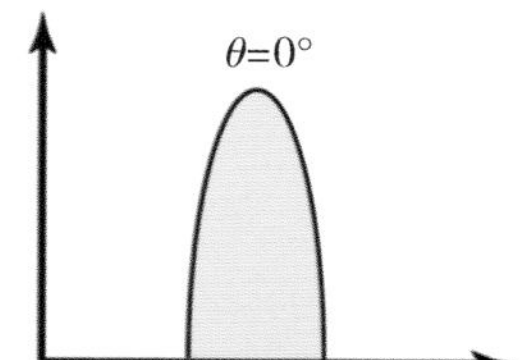

图 1.10　多普勒夹角（θ）对血流速度的影响

1.10.2　简化伯努利方程

简化伯努利方程假设：

1. 血流是层流。
2. 血流是非脉动的。
3. 血流无阻力。
4. 血液的密度恒定。

任何不符合以上假设的情况都将导致对压差的低估。

当血液流经小孔，如狭窄和反流，且以中央型流向远端时，伯努利方程的假设大多是符合的。

1.11 混　叠

混叠只出现在以脉冲形式发射超声的脉冲多普勒中。脉冲重复频率决定了脉冲多普勒能够测量的最大血流速度。脉冲重复频率越高，可测的最大血流速度越大。在大多数超声仪器中，最大血流速度为 1.5~1.7m/s。

1.11.1 脉冲多普勒中的混叠

当血流速度高于最大可测血流速度时，如在反流或狭窄口，就将发生混叠。混叠表现为屏幕上无法显示高速区（高于最大可测血流速度）。如果血流方向是远离探头，该区域将被“剪切”和“粘贴”到基线上方（如果血流方向是朝向探头，则到基线下方）。这成为“翻转”现象（图 1.11）。

实践提示：校正混叠

混叠可以通过以下方式避免：

1. 提高速度标尺。
2. 移动基线。
3. 提高脉冲重复频率（使用高脉冲重复频率模式）。
4. 降低探头频率。

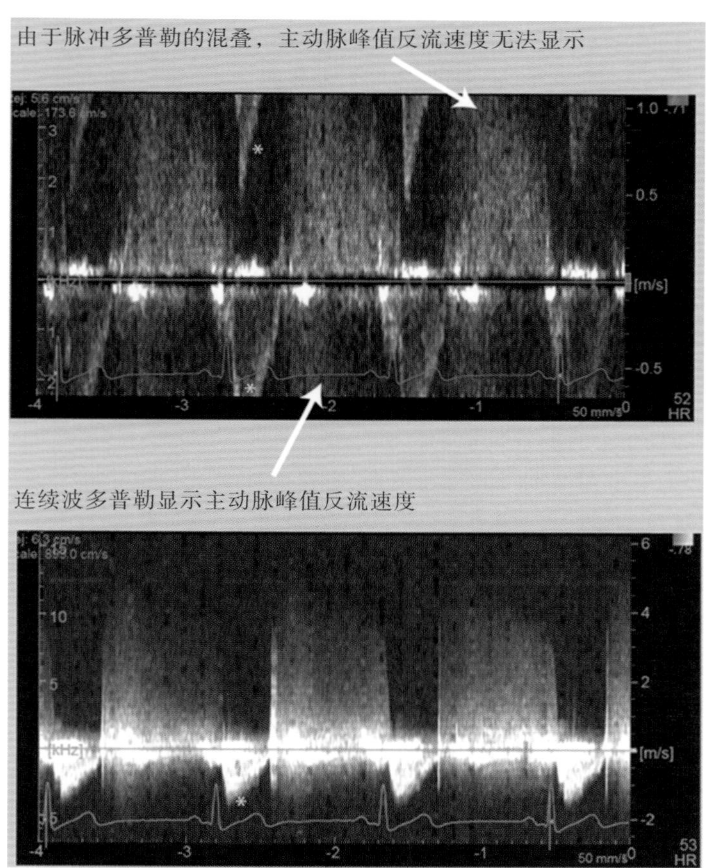

图 1.11　混叠和翻转现象。上图显示了左室流出道的脉冲多普勒频谱。该频谱由左室流出道血流（*）和主动脉反流（箭头）组成。然而，高速的主动脉反流频谱出现了混叠（翻转）。同样的，左室流出道血流底端的高速血流区也翻转到基线上方。下图显示了连续波多普勒获得的血流频谱

1.12 彩色多普勒

彩色多普勒，也叫作彩色血流图，是超声心动图和血管超声中用于显示血流的成像方式，使用不同的颜色和饱和度，将血流速度的方向和速度显示于屏幕上。彩色多普勒在一个区域内使用多个脉冲多普勒取样容积来收集血流（速度）信息，即彩色取样框。每个取样容积中的血流速度在屏幕上显示为不同的颜色。

1.12.1 血流方向

探头是用来描述血流方向的参考点。血液朝向或背离探头流动。尽管任何两种颜色均可用来代表方向，通常的设定为蓝色血流代表其方向背离探头，红色血流代表其方向朝向探头（图 1.12）。

1.12.2 血流速度

血流速度由彩色饱和度显示，越明亮的颜色代表速度越快。因此，对于背离探头的血流，可能观察到不同亮度的蓝色，某些颜色明亮，某些颜色暗淡。

1.12.3 高速血流混叠

由于彩色多普勒采用了脉冲多普勒技术，当血流速度超过最大可测血流速度时，彩色多普勒仍然会出现混叠现象。在简单的双色血流图中，翻转现象会导致某一方向的血流显示为相反的颜色。当采用方差彩色血流图时，混叠表现为不同的颜色（如绿色）。当血流为湍流时，显示为马赛克颜色。

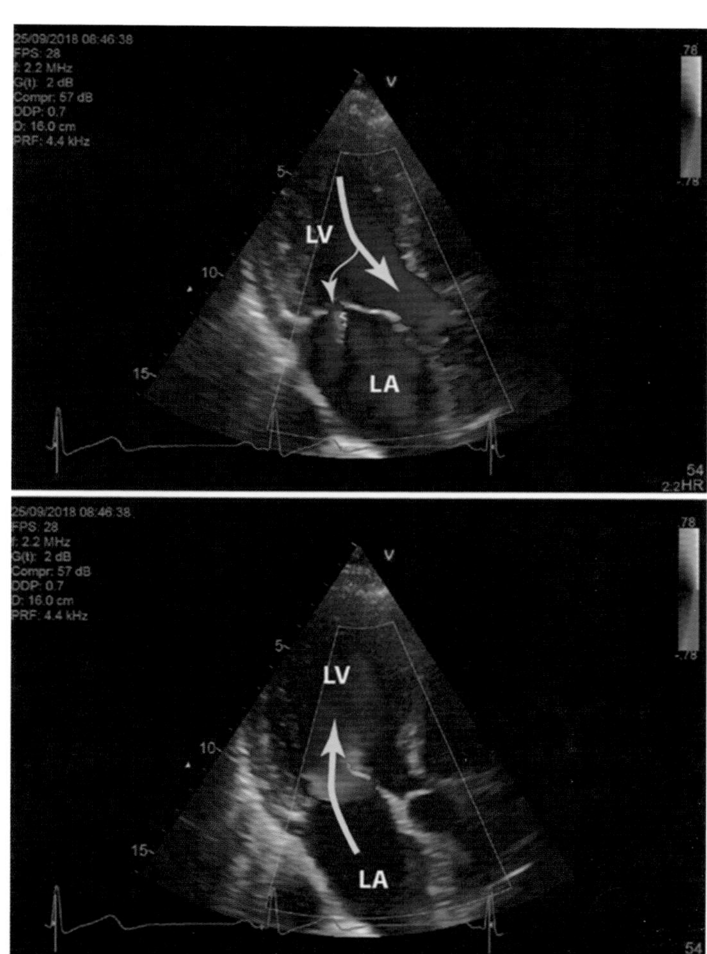

图 1.12　彩色多普勒。上图收缩期血流流出左心室（LV，粗黄色箭头），由于血流方向背离探头，显示为蓝色。另可见轻度的二尖瓣反流（细黄色箭头）。下图舒张期血流从左房（LA）流向左室（LV），显示为红色

1.13 组织多普勒

1.13.1 组织多普勒速度

通过测量心肌速度可以评价心脏功能。通过将脉冲多普勒取样容积放在房室瓣环处，可以测量心肌新运动速度。

对于右心功能，取样容积置于三尖瓣环；对于左心功能，取样容积置于二尖瓣环，通常在间隔侧和侧壁侧。

1.13.2 组织多普勒速度组成

通常，有三个主波（图 1.13）：

· S 波：心室收缩期运动速度。

· E′ 波：心室舒张早期运动速度。

· A′ 波：心室舒张晚期心房收缩速度。

此外，常可见等容收缩波（isovolumic contraction，IC）和等容舒张波（isovolumic relaxation，IR）。

收缩和舒张功能不良各表现为 S 波和 E′ 波的减低。

1.13.3 组织多普勒的局限性

· 角度依赖性。

· 取样容积位置不当：如果取样容积位于房室瓣下方，速度将被低估。

· 只能得到整体信息，无法获得特定节段室壁的运动信息。

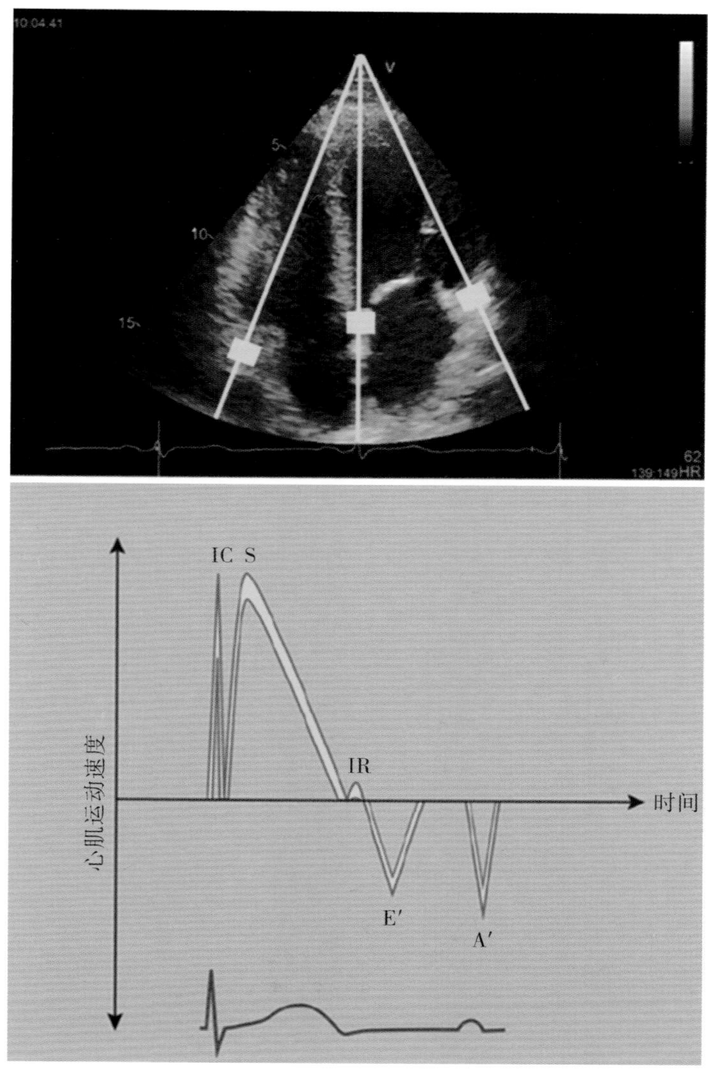

图 1.13　组织多普勒。上图：组织多普勒取样容积置于二尖瓣或三尖瓣环处。下图为健康人典型组织多普勒波形

1.14 心室应变的测量

应变是代表形变的参数。在超声心动图中，应变常用于测定室壁形变。

1.14.1 心室形变

当心室收缩和舒张时，心肌发生形变。例如，正常的心肌在收缩期增厚变短，舒张期变薄、变长。而受损心肌则可能无法改变形状（无运动）；因此无形变或者应变值为零。应变常用于研究心室收缩功能。

1.14.2 应 变

收缩期应变定义为同初始状态相比，心肌变短或增厚的程度。因此，如果 L_1 是最终长度（或厚度），L_0 是初始长度（或厚度），那么

$$\text{应变} = \frac{L_1 - L_0}{L_0} \times 100\%$$

当心肌缩短时，由于 L_1 小于 L_0，应变为负值。对于心肌增厚，由于 L_1 大于 L_0，应变为正值。

1.14.3 应变的种类

共有三种类型的应变（图 1.14）：

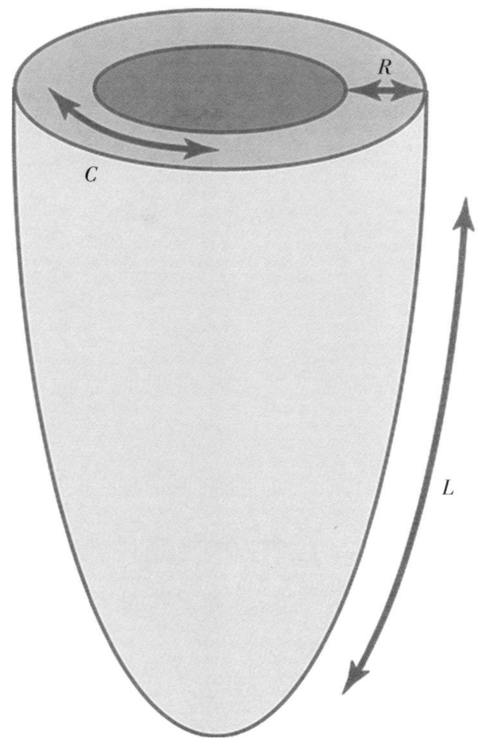

图 1.14　不同类型的应变。本图显示了左心室的环向应变（C）、径向应变（R）和长轴应变（L）

1. 长轴应变，测量长轴收缩，即心室的缩短。

2. 径向应变，测量收缩期心室的增厚，通常是在心室横断面测量。

3. 环向应变，除了心室横断面的缩短。

此外，应变可以是局部或整体应变。局部应变可以提供局部室壁运动信息。整体应变提供全心室的总体应变信息。

SECTION 1

第 1 部分

经食管超声心动图及经胸超声心动图切面

TEE and TTE Views

第 2 章
经胸超声心动图的基本切面与测量

Stephen J. Huang

2.1 经胸超声心动图的主要挑战

经胸超声心动图面临的主要挑战是由于声阻抗不匹配，骨骼和充满空气的肺阻碍了超声束透入心脏（见第 1 章）。因此，行经胸超声心动图必须避开这些结构以获取清晰的图像。幸运的是，体表存在两个常用的声窗可用于经胸超声心动图观察心脏（图 2.1）：

1. 由肋间隙和肋纵隔间隙形成的左胸骨旁声窗。

2. 左下肺缘肋间隙和肋膈隐窝形成的心尖区声窗。

此外，肝脏作为一个良好的声学窗口，可用于经剑突下观察心脏和下腔静脉（图 2.1）。

S. J. Huang(✉)
Intensive Care Unit, Nepean Hospital, University of Sydney Nepean Clinical School, Sydney, NSW, Australia
e-mail: Stephen.huang@sydney.edu.au

M.Slama(ed.), *Echocardiography in ICU*,
https://doi.org/10.1007/978-3-030-32219-9_2

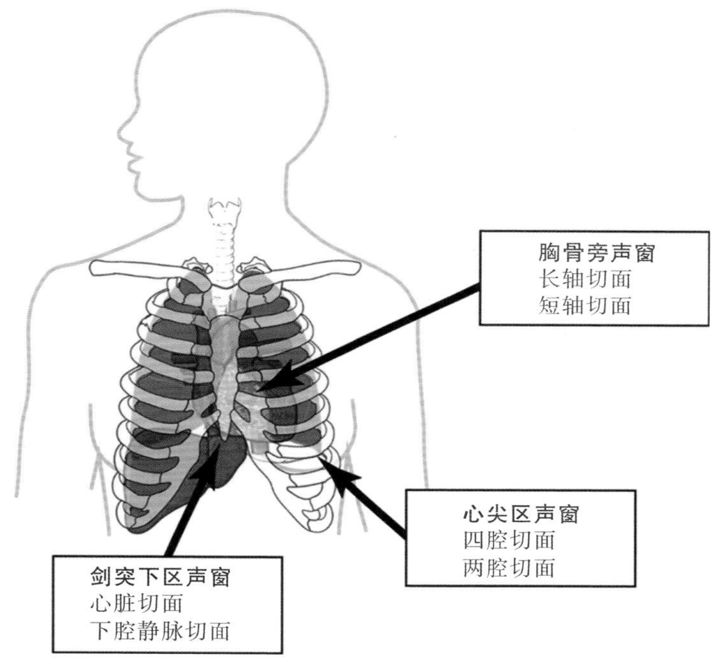

图 2.1　经胸超声心动图的三个基本窗口和六个基本切面。经胸超声心动图的常见基本图像如上所示，包括三个窗口和六个切面：胸骨旁窗以肋间隙和肋弓纵隔间隙为声窗；心尖区声窗以肋间隙和肋膈隐窝为声窗；剑突下区声窗以肝脏为声窗

2.2　患者准备和探头选择

检查前准备：检查前应主动了解患者基本信息（如姓名、身高和体重）并录入超声仪器，同时连接好同步心电图监护电极。嘱患者取左侧卧位，左臂抬高，以便扩大肋间隙，有助于透过胸骨旁声窗观察心脏（见下文）。

左手 / 右手方式选择：通常在超声心脏检查中，检查者坐在患者的右侧，右手持探头。然而，有经验的重症监护超声医生更喜欢用左手握持探头，在患者左侧进行检查，这种方式具有以下优势：

· 超声操作者可以和患者面对面的沟通，有利于了解和诊断病情。

· 如果在患者左侧，用左手进行检查，则不必将右臂绕过患者身躯。检查者能以舒适的姿势进行心脏超声检查，可减少颈椎病和肩周炎等职业病的发生。这尤其适用于体型大的患者。

探头（频率）的选择：相控阵探头因其表面积小、频率较低，常用于经胸超声心动图扫查。相控阵探头表面积小，可避开肋骨的阻挡，通过肋间隙扫查整个心脏。此外，这类探头的频率范围为 2~4MHz，能达到检查对图像分辨率和穿透力的要求。

2.3 声　窗

重症患者经胸超声心动图主要包括三个声窗与六个切面（图 2.1）：

· 胸骨旁声窗
  - 胸骨旁长轴（PL）切面
  - 胸骨旁短轴（PS）切面

· 心尖区声窗
  - 心尖四腔（A4）心切面
  - 心尖两腔（A2）心切面

· 剑突下区声窗
  - 剑突下心脏（SC）切面
  - 剑突下下腔静脉（SIVC）切面

具体扫查顺序如下所示：

胸骨旁长轴切面→胸骨旁短轴切面→心尖四腔心切面→心尖两腔心切面→剑突下心脏切面→剑突下下腔静脉切面。

2.3.1 胸骨旁长轴切面

经胸超声心动图检查通常始于胸骨旁长轴切面，通过肋间隙获取图像（图 2.1，图 2.2）。通常，将探头置于胸骨左缘第 3 至第 5 肋间扫查，但在重症监护患者中，常常需要向上或向下调整探头位置或角度以获取清晰的图像。

胸骨旁左室长轴切面是左心室的纵切面，探头凹槽应指向患者右肩。一般需要轻微旋转探头（顺时针或逆时针），以确保获得的图像沿左室纵轴中心切开左室所见（图 2.3）。

此断面可显示诸多重要结构：主动脉（Ao）、左心房（LA）、左心室（LV）和右心室（RV）（流出道），也可用于评估主动脉瓣和二尖瓣的结构和功能。此外，该断面对于心包积液的诊断具有重要价值，少量心包积液常在此首先发现。

2.3.1.1 测　量

取得标准左室长轴切面后，M 型超声心动图测量是进行内径（包括左室腔、左房前后径和主动脉内径）、室壁厚度测量的首选方法。M 型超声测量，应注意如下技术要点：

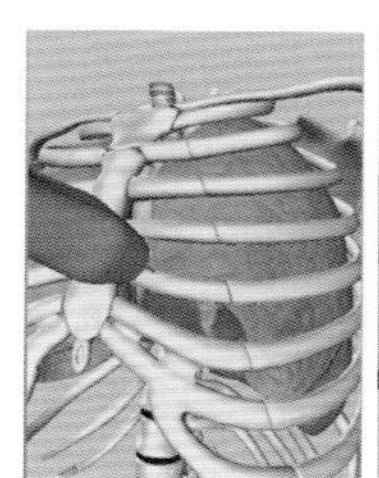
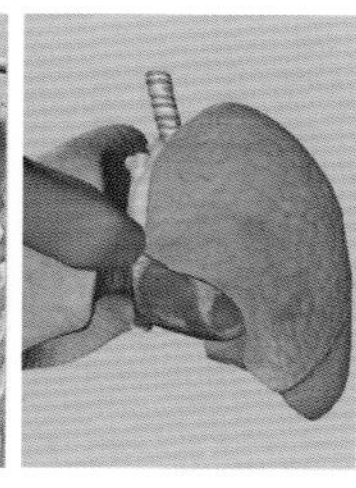
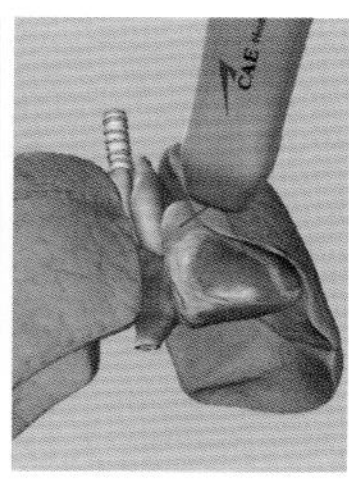
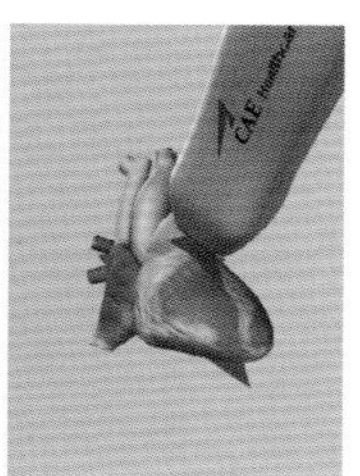

图 2.2　经胸超声心动图胸骨旁声窗。探头置于第 3 至第 5 肋间

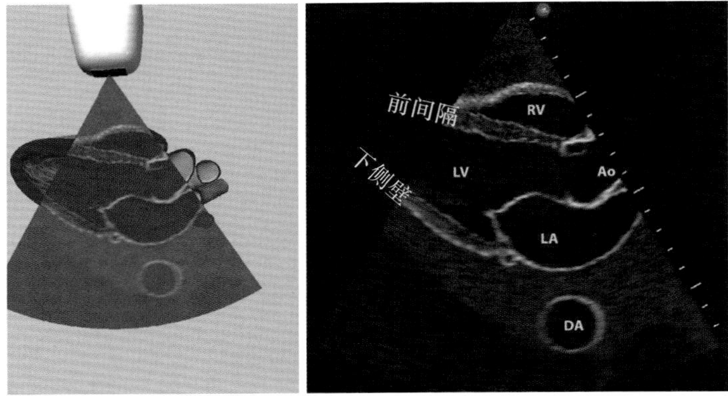

图 2.3　胸骨旁长轴切面。左：标准胸骨旁长轴切面。右：胸骨旁左室长轴切面超声成像示意图，该切面为左心室的纵切面，标准切面是沿左室纵轴中心切开左室所见。Ao：主动脉；DA：降主动脉；LA：左心房；LV：左心室；RV：右心室

1. 操作者必须调整探头位置和倾斜度显示左室最大内径。

2. 操作者应注意调整 M 型取样线与左心室的长轴垂直，否则测值会偏大。

3. 测量左室内径应在舒张早期将 M 型取样线置于二尖瓣尖端水平。测量主动脉和左房内径，应将取样线置于主动脉窦处（主动脉瓣水平）（图 2.4）。

具体测量如下：

- 左心室 M 型超声
  - 左心室舒张末期前间隔厚度
  - 左心室舒张末期内径
  - 左心室舒张末期下外侧壁厚度
- 主动脉、左心房 M 型超声
  - 主动脉舒张末期内径
  - 左心房收缩期末内径

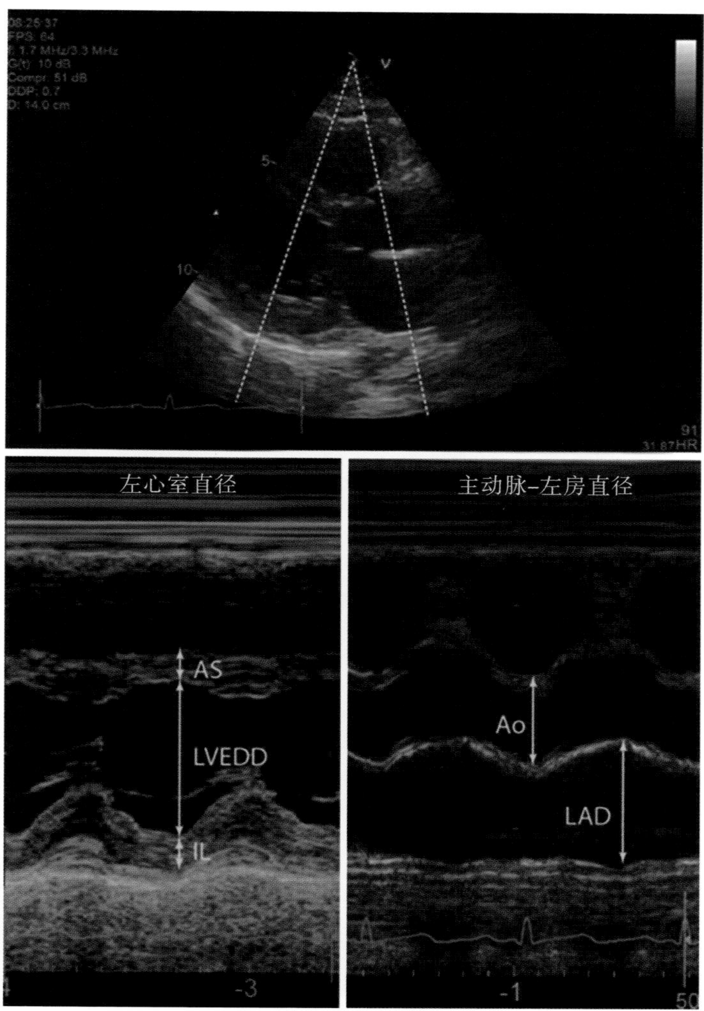

图 2.4　胸骨旁左室长轴切面 M 型心脏声像图。上图：M 型取样线置于不同水平（分别为二尖瓣和主动脉瓣水平）；左下图：二尖瓣 M 型心脏声像图；右下图：主动脉瓣叶 M 型心脏声像图。Ao：主动脉；AS：前间隔；IL：下外侧壁；LAD：左心房内径；LVEDD：左心室舒张末期内径

M 型超声测量，采用“边缘至边缘”的原则。如果无法调整探头使取样线与被测目标垂直，则应通过解剖 M 型超声心动图测量（在条件允许下）。否则，应采用二维超声测量。正常值范围见表 2.1。

表 2.1 心腔内径参考值[1, 2]

	参考范围[a]	
参数	女性	男性
舒张末期左心室内径（mm）	38~53	42~59
左室舒张末期内径指数（mm/m^2）	24~32	22~31
左室舒张末期容积（双平面法）（ml）	46~106	62~150
左室舒张末期容积指数（ml/m^2）	29~61	34~74
室间隔厚度（mm）	6~9	6~10
左室下侧壁厚度（mm）	6~9	6~10
左房面积（cm^2）	≤ 20	≤ 20
左房面积指数（cm^2/m^2）	59~127	59~119
左房容积（ml）	22~52	18~58
左房容积指数（ml/m^2）	16~34	16~34
右室基底部左右径（mm）	24~42	24~42
右室中部内径（mm）	20~35	20~35
右房面积（cm^2）	≤ 20	≤ 20
右房容积指数（ml/m^2）	16~34	16~34
左室流出道直径（mm）	19~27	20~32
冠状窦直径（mm）	24~36	28~40
主动脉窦和升主动脉连接处直径（mm）	20~32	23~35
近端升主动脉直径（mm）	19~35	22~38

a：参考范围 = 均值 ± 标准差

二维超声在心轴倾斜（成角）或存在严重的 M 型伪像时，对于心室各参数的测量具有重要意义。需要注意的是，应选择高频二维超声以确保在正确的心动周期时相测值。

2.3.2　胸骨旁短轴切面

胸骨旁短轴切面为心脏的横截面。探头在左室长轴切面的基础上，顺时针旋转 90°，使凹槽指向左肩附近即获得此切面。通过调整探头 [向上倾斜和（或）向下移动]，可显示左室 4 个不同水平的断层图像（图 2.5）。胸骨旁短轴切面扫查从室上（主动脉瓣水平）开始到左室心尖部结束：

· 主动脉短轴切面。

· 二尖瓣水平左心室短轴切面。

· 乳头肌水平左心室短轴切面。

· 心尖水平左心室短轴切面。

胸骨旁短轴切面可清晰显示各种重要的结构（图 2.6），如主动脉瓣、三尖瓣、肺动脉瓣以及左室壁各节段。

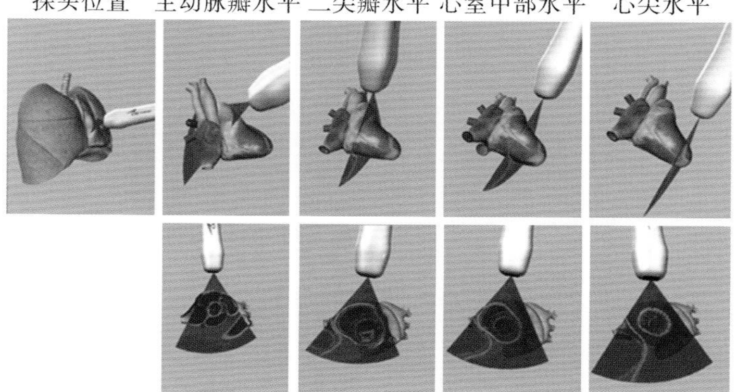

图 2.5　胸骨旁短轴切面

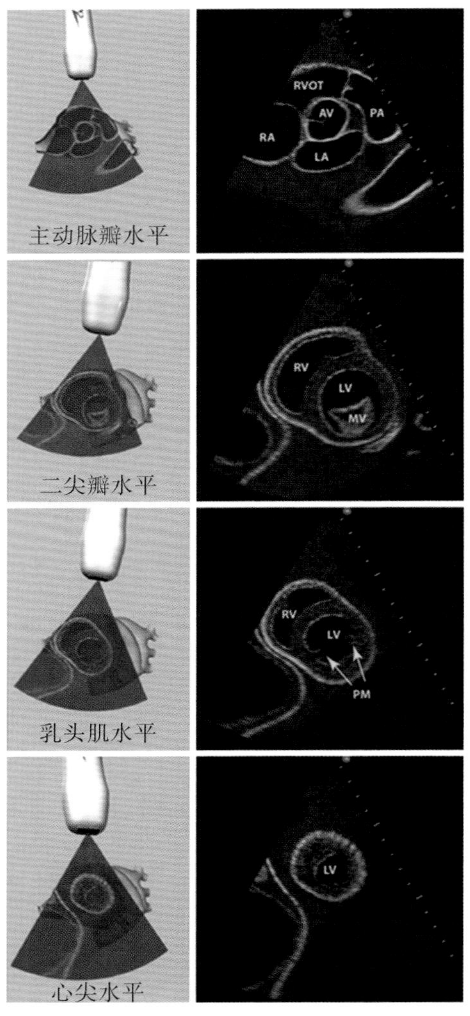

图 2.6 胸骨旁短轴切面显示的各种结构。主动脉瓣水平的特征是中心为主动脉瓣，分别被右心室流出道（RVOT）、肺动脉（PA）、左心房（LA）和右心房（RA）顺时针方向环绕。二尖瓣可见于基底水平。乳头肌（PM）是乳头肌水平的“标志”。乳头肌消失和左室收缩闭合是到达心尖的标志

2.3.3　心尖四腔切面

通常将探头置于心尖搏动处，凹槽转向后方可得到这一切面（图 2.7）。该切面虽以肋膈隐窝为声窗，为获取标准切面仍需根据患者的体位、肺大小和肺充气等因素调整探头的位置。例如，当患者处于仰卧位时，探头应偏向内侧，而当患者处于左侧卧位时，探头应偏向外侧。

心尖四腔切面可清晰显示心脏的四个腔（左室、右室、左房和右房）以及左室的下侧壁和前外侧壁（图 2.8），是测量房室大小（面积和容积）最重要的切面之一。

2.3.3.1　测　量

心尖四腔心切面可以测量的心脏参数，包括左室及左房容积、右室内径和右房容积。左室容积常采用 Simpson 法计算；左房和右房容积的计算采用 Simpson 法或双平面面积 - 长度法（图 2.9）；右心室呈非对称新月状，二维超声难以准确测量右室容积,因此一般只测量右室内径(图 2.10）。

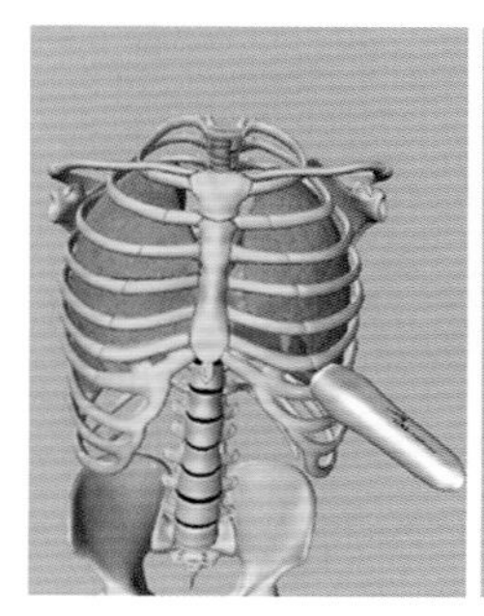
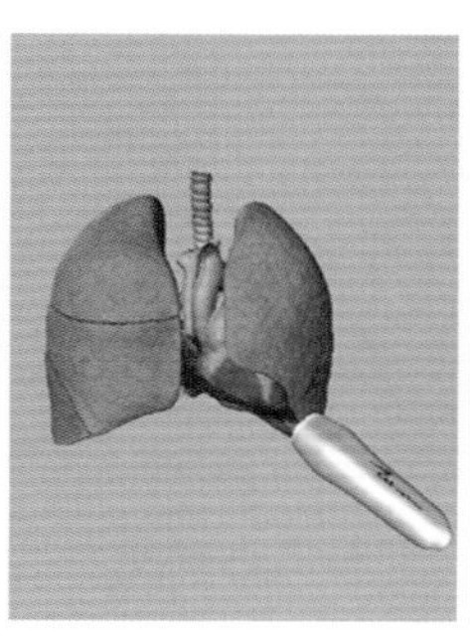
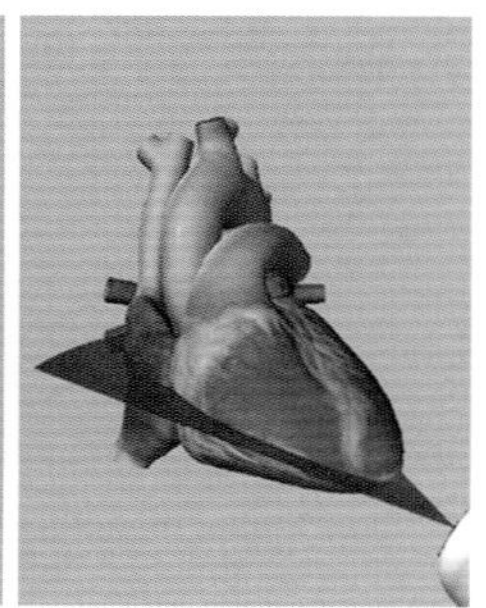

图 2.7　心尖四腔切面探头位置

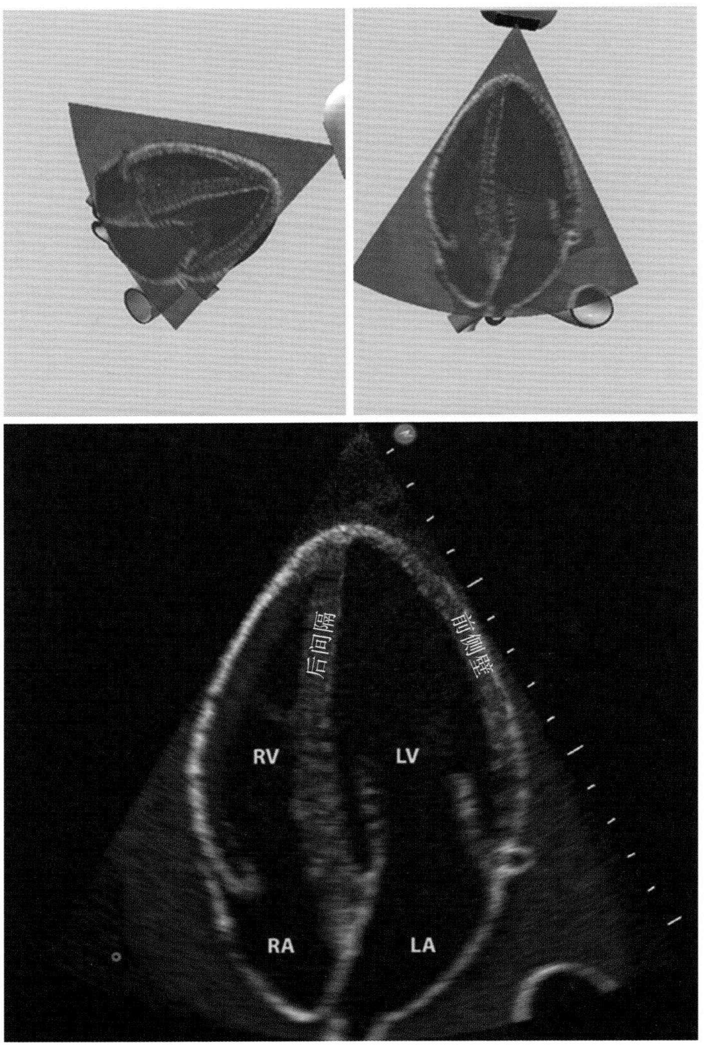

图 2.8 心尖四腔切面。心尖四腔切面成像示意图（左上图和右上图）与标准心尖四腔切面（下图）。RV：右心室；LV：左心室；RA：右心房；LA：左心房

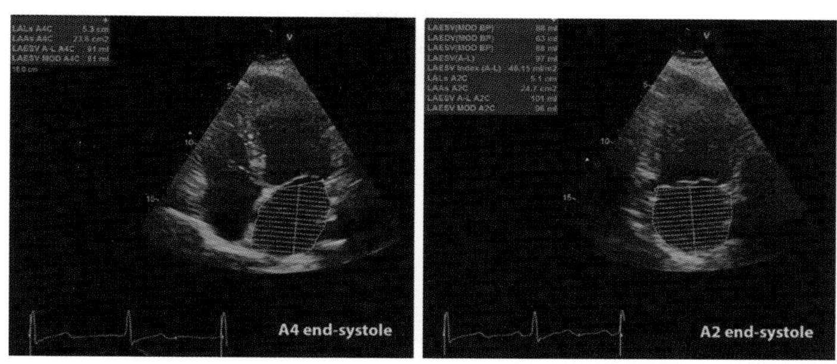

图 2.9　左房容积测量。本图采用 Simpson 圆盘法及面积—长度法在心尖四腔切面和心尖两腔切面图像进行左房容积计算。两种方法测得的容积取均值即为左房容积值。值得注意的是，应从二尖瓣瓣环水平起到左房上缘测得左房长径，通常两个切面下测值大致相同（5.3cm *vs*. 5.1cm）。A4 end-systole：收缩末期心尖四腔；A2 end-systole：收缩末期心尖两腔

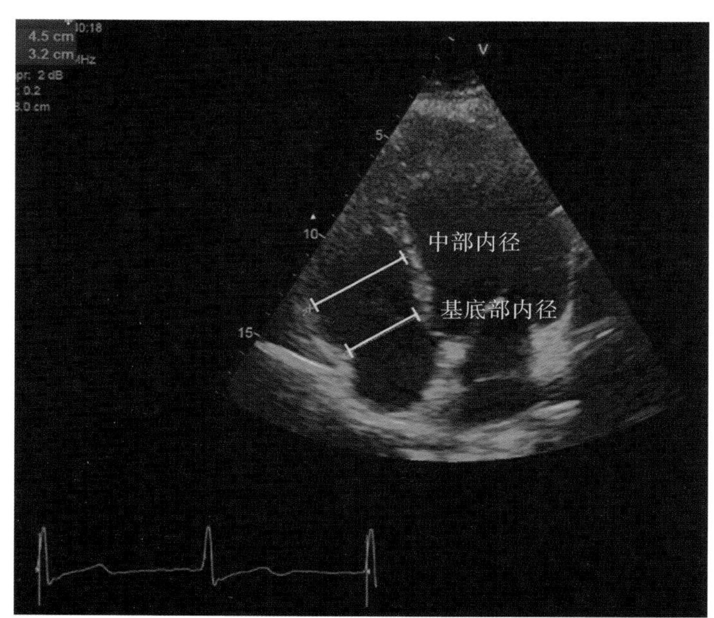

图 2.10　二维超声右室内径测量

2.3.4　心尖两腔切面

心尖两腔心切面：在心尖四腔心切面上，将探头逆时针方向旋转 60°（图 2.11）。此切面可清晰显示左室和左房，故而被称“两腔切面”。同时，此切面可观察到左室前壁和下壁。

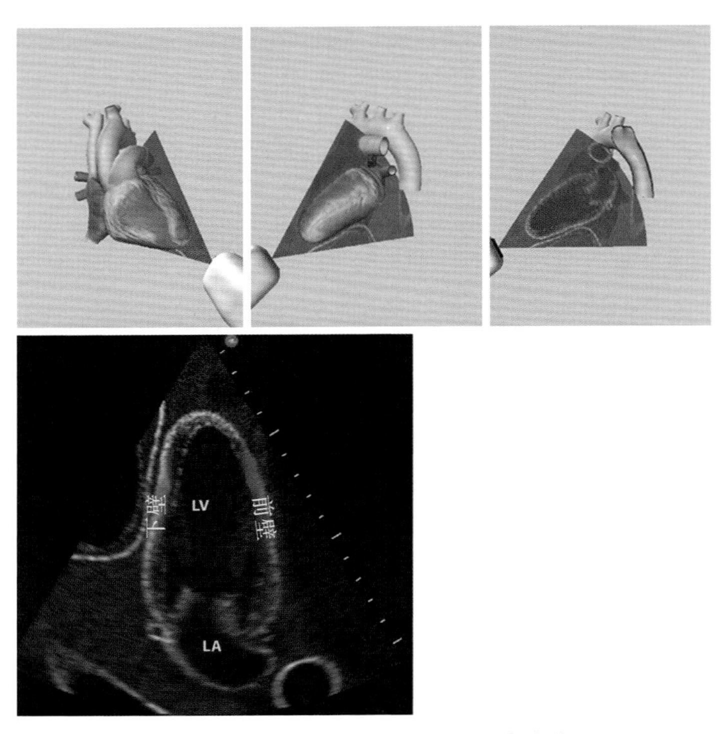

图 2.11　心尖两腔切面。心尖两腔心切面超声声束扫切心脏正视图（左上图）和侧视图（中上图）；标准心尖两腔心切面成像示意图（右上图）及标准心尖两腔心切面（下图）。LV：左心室；LA：左心房

2.3.4.1 测　量

此切面同样用于双平面法测量的左房以及左室容积（图 2.9）。

2.3.5 剑突下心脏切面

剑突下四腔切面：探头置于剑突下区域，凹槽指向患者的左锁骨中部。除了探头放置位置不同外，剑突下四腔心切面与心尖四腔切面一样，可显示心脏各腔解剖形态（图 2.12）。此外，剑突下四腔切面由于不存在肋骨和折射伪像的干扰可显示右室的完整结构，较心尖四腔切面有优势（图 2.13）。

2.3.6 剑突下下腔静脉切面

剑突下下腔静脉切面：在剑突下四腔心切面的基础上，逆时针旋转 90°，使凹槽指向 12 点钟方向，并向患者的右侧倾斜，可以获得下腔静脉长轴切面（图 2.14）。

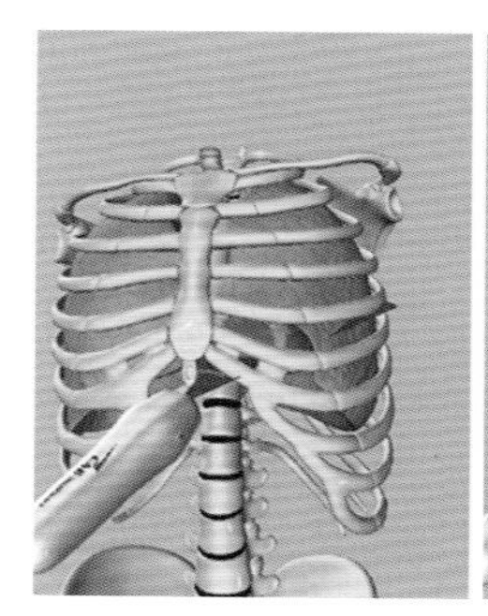
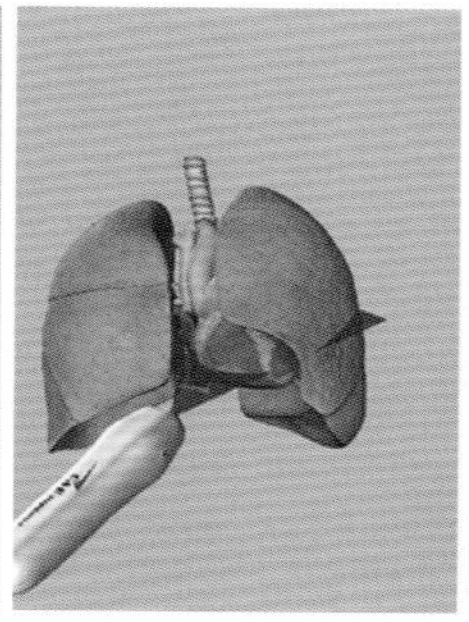
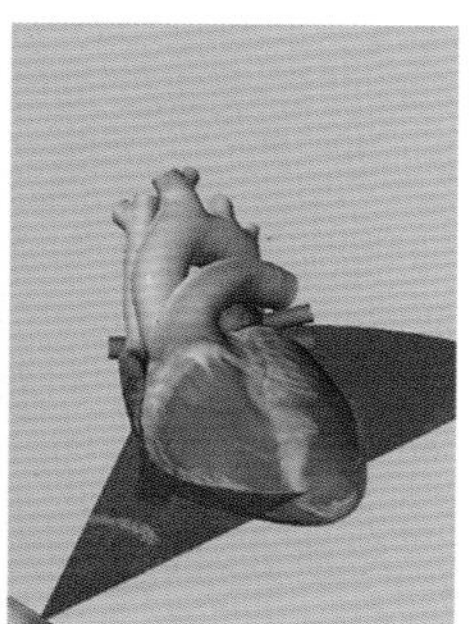

图 2.12　剑突下心脏切面

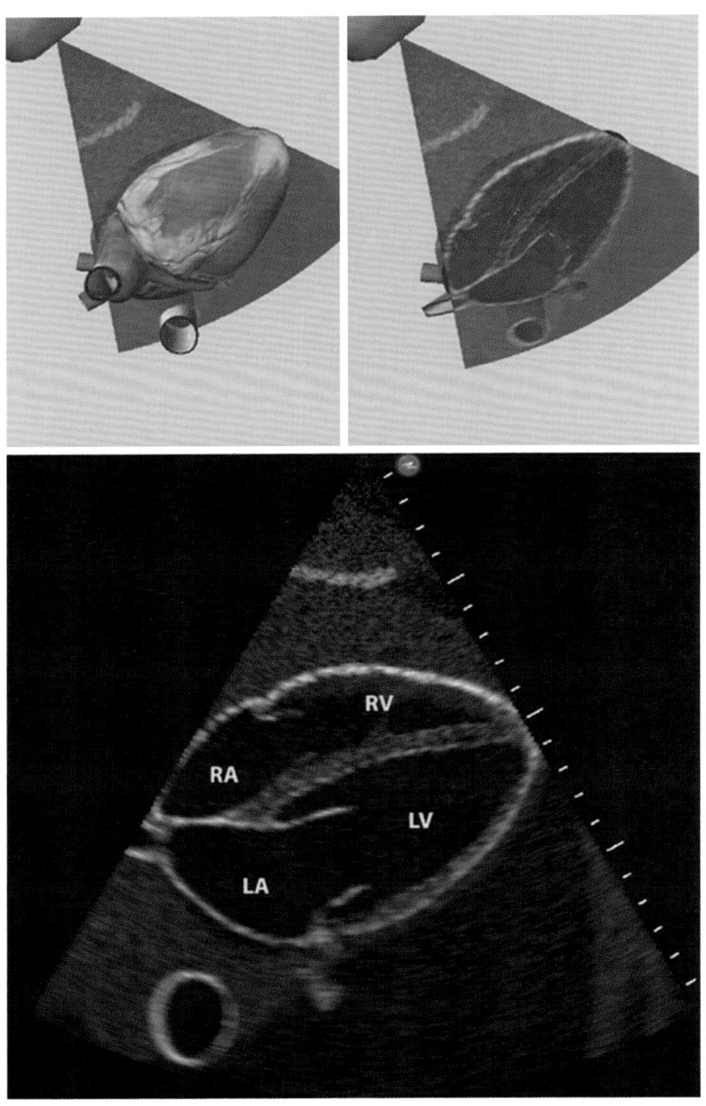

图 2.13 剑突下四腔切面。RV：右心室；RA：右心房；LV：左心室；LA：左心房

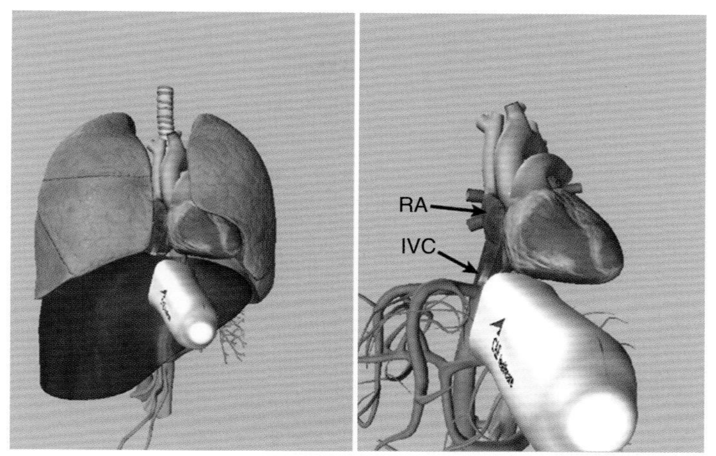

图 2.14　剑突下下腔静脉切面探头位置。RA：右心房；IVC：下腔静脉

应确保血管直接回流入右房，无搏动，远端无变窄（图 2.15）。

2.3.6.1　测　量

下腔静脉常用于血流动力学评估（前负荷和容量反应性）（见第 9 章），主要依赖于吸气相和呼气相下腔静脉内径的变化。下腔静脉内径通常由 M 超测量，但也可用二维超声，特别是在呼吸引起伪像的情况下（图 2.16）。正常值见表 2.1。

2.4　总　结

重症监护患者的床边经胸超声心动图包括三个声窗与六个切面。常规的扫查顺序为：胸骨旁长轴切面、胸骨旁短轴切面、心尖四腔切面、心尖两腔切面、剑突下心脏

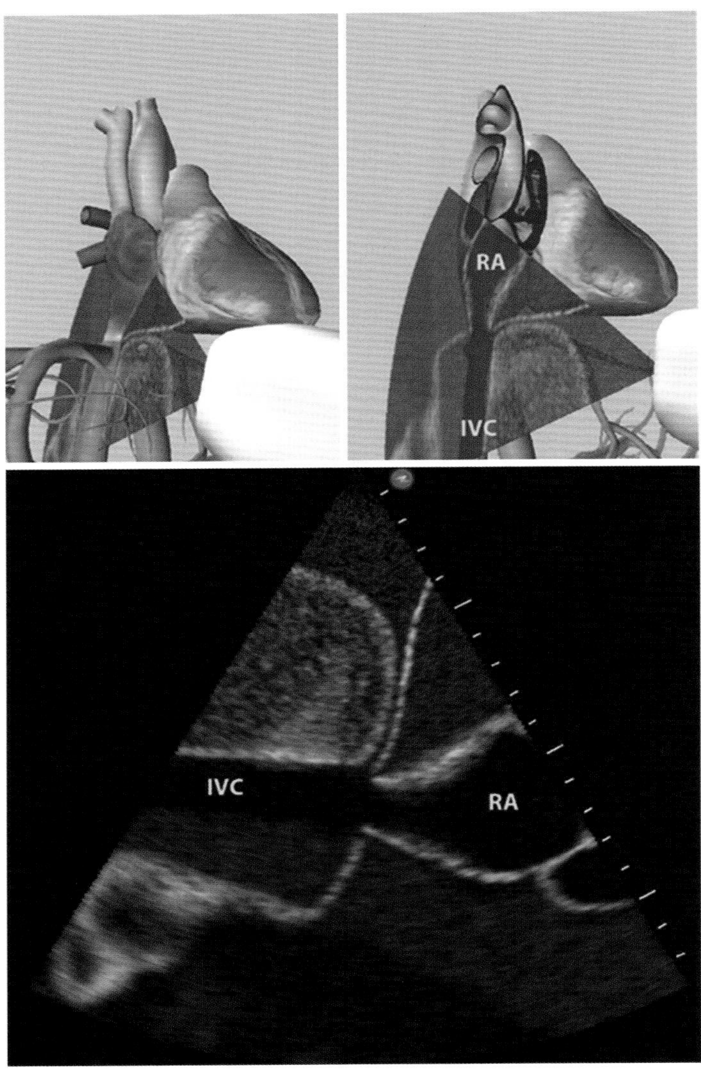

图 2.15　剑突下下腔静脉切面，可观察到下腔静脉直接汇入右房。IVC：下腔静脉；RA：右心房

切面、剑突下下腔静脉切面。这些切面相互补充和印证，以确保不漏诊任何异常表现（例如，室壁运动异常或血栓形成）。通常采用 M 型超声测量房室大小或内径（因 M 型帧频高），但在有时也可采用二维超声。

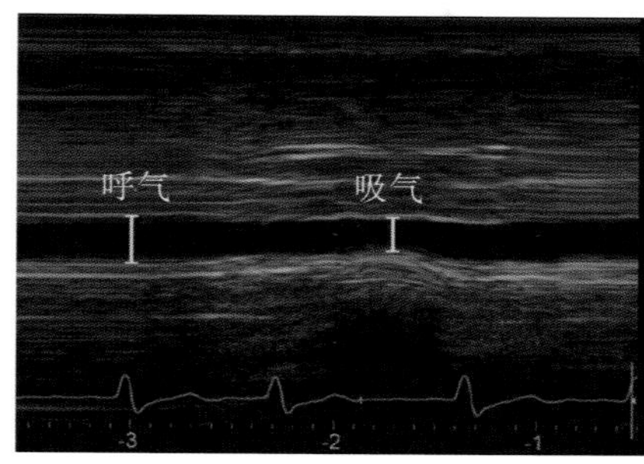

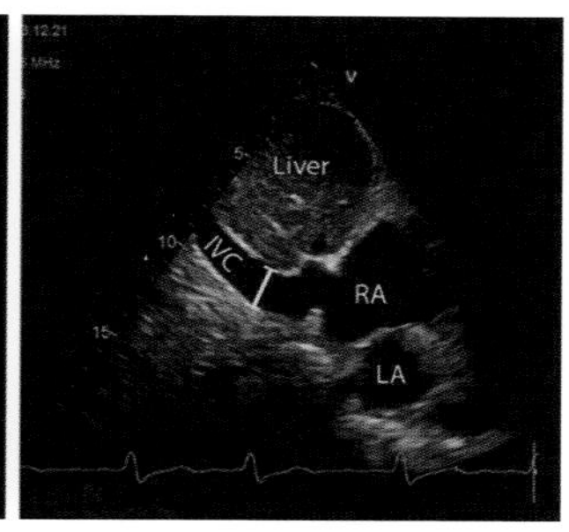

图 2.16　下腔静脉测量。常用 M 型超声测量呼气末和吸气末下腔静脉内径（左图，黄色线条）。二维超声也可用于测量下腔静脉内径（右图，黄色线条）。本例中患者自主呼吸。IVC：下腔静脉；RA：右心房；LA：左心房；Liver：肝脏

致谢：本书中多处三维图像采用 CAE Vimedix 心脏超声模拟器，经作者允许使用，感谢三维图像的 CAE 公司（https://www.caehealthcare.com）。

多选题

1. 下列哪项不是经胸超声心动图（TTE）图像质量的决定因素？

A. 患者的体型。

B. 患者心脏大小。

C. 探头类型。

D. 患者体位。

答案：B

2. 下列哪一项是错误的？

A. 相控阵探针最适合 TTE，因为它占用的空间最小。

B. 除下腔静脉外，最好在呼气末进行测量。

C. 患者进行 TTE 检查时需保持左侧卧位。

D. 以上都不是。

答案：C

3. 以下哪个切面不是 TTE 检查常规采用的？

A. 胸骨旁切面。

B. 心尖切面。

C. 剑突下切面。

D. 右侧胸骨旁切面。

答案：D

4. 以下关于胸骨旁窗的说法哪一种是错误的？

A. 它可显示心脏长轴切面。

B. 这是唯一能显示心脏横断面的声窗。

C. 心包积液可在此声窗被观察到。

D. 以上所有都不对。

答案：D

5. 以下哪项是 TTE 面临的挑战？

A. 在屏幕上显示心电图。

B. 在大量心包积液的患者上获取标准胸骨旁切面。

C. 在大量心包积液的患者上获取标准心尖切面。

D 在肺过度充气的患者上获取标准胸骨旁切面。

答案：D

参考文献

[1] Lang RM, Badano LP, Mor-Avi V, et al. Recommendations for cardiac chamber quantification by echocardiography in adults: an update from the American Society of Echocardiography and the European Association of Cardiovascular Imaging. J Am Soc Echocardiogr, 2015, 28(1): 1-39.

[2] Rudski LG, Lai WW, Afilalo J, et al. Guidelines for the echocardiographic assessment of the right heart in adults: a report from the American Society of Echocardiography endorsed by the European Association of Echocardiography, a registered branch of the European Society of Cardiology, and the Canadian Society of Echocardiography. J Am Soc Echocardiogr, 2010, 23(7): 685-713.

第 3 章
经食管超声心动图的切面与测量

Sam Orde

经食管超声心动图（TEE）可用于诊断和监测血流动力学。这是一项侵入性检查技术，因此需要适当的培训，相应的设备和监测，以及收益与风险的分析（请参阅第 5 章）。

3.1 技　巧

· 使用系统方法进行扫查，但如果有合适的窗口，可随时调整（例如，左心耳）。

· 进入食管时，避免探头过度的前屈和后屈。

· 如果在一个平面上发现异常，请在另一个平面上进行复检。

· 如果感觉到阻力，请勿强行推动探头前进。

电子补充材料见本章的线上版本 (https://doi.org/10.1007/978-3-030-32219-9_3)。

S. Orde(✉)
Nepean Hospital, Sydney, NSW, Australia

M.Slama(ed.), *Echocardiography in ICU*,
https://doi.org/10.1007/978-3-030-32219-9_3

· 多普勒角度常出现不理想的情况；如果可能，请尝试其他视角。

· 如果找不到图像，请返回 0° 并找到标准视图。

3.2　探头插入

要点	· 按照软腭和硬腭的解剖轮廓，先轻度后屈然后再前屈插入口咽中。
	· 保持轻柔的恒定压力以通过喉部（如果患者足够清醒，请患者"吞咽"）。
	· 插入时，让你前进的手在中线的情况下使患者位置居中，以确保探头在中线前进。
	· 考虑对插管患者进行喉镜检查。
	· 插入食管时，托住下颌并屈曲头部。
	· 在喉部轻度后屈以进入食道。
困难	· 确保插入时探头"锁"已关闭。
	· 如果患者清醒，应进行适当的口咽局部定位，以最大限度降低镇静要求。
	· 在插入或拔出探头期间，请助手在气管插管的患者中握住气管导管。

3.3　探头移动

前进↔后退	图 3.1A
全平面旋转：0° ↔ 180°	图 3.1B
探头旋转：左↔右	图 3.1C
前屈↔后屈	图 3.1D

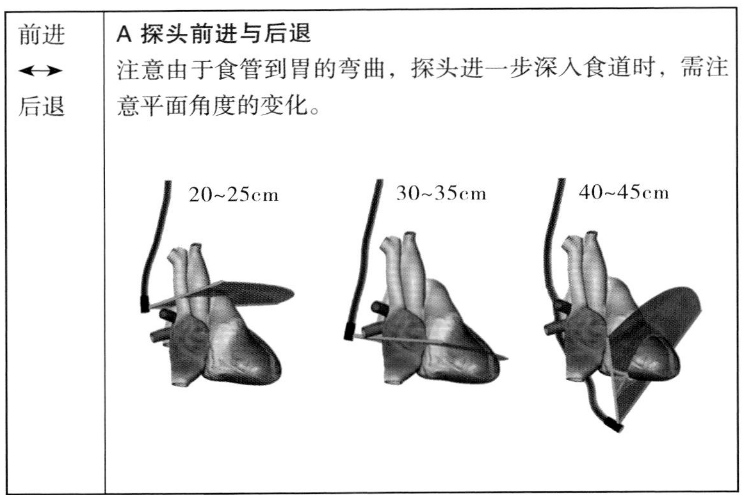

前进 ↔ 后退	**A 探头前进与后退** 注意由于食管到胃的弯曲，探头进一步深入食道时，需注意平面角度的变化。

图 3.1A 探头前进与后退，注意当探头进入食管时，由于食管进入胃的弯曲，观察平面角度的变化

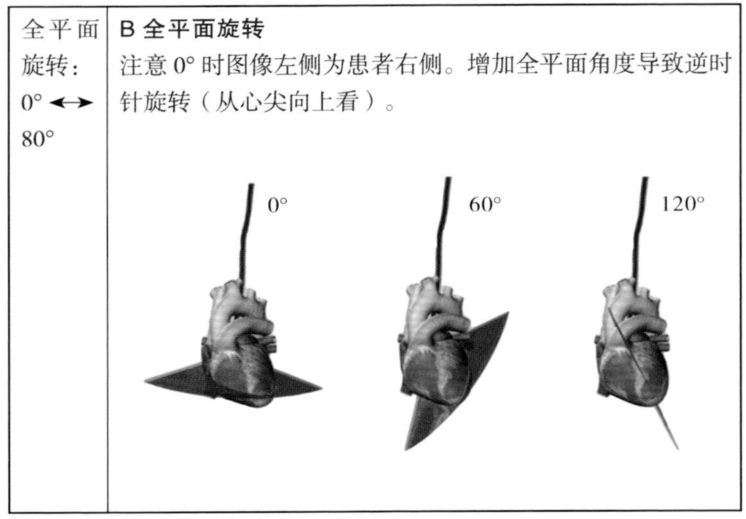

全平面旋转：0° ↔ 80°	**B 全平面旋转** 注意 0° 时图像左侧为患者右侧。增加全平面角度导致逆时针旋转（从心尖向上看）。

图 3.1B 全平面旋转：注意 0° 时图像左侧为患者右侧。增加全平面角度导致逆时针旋转（从心尖向上看）

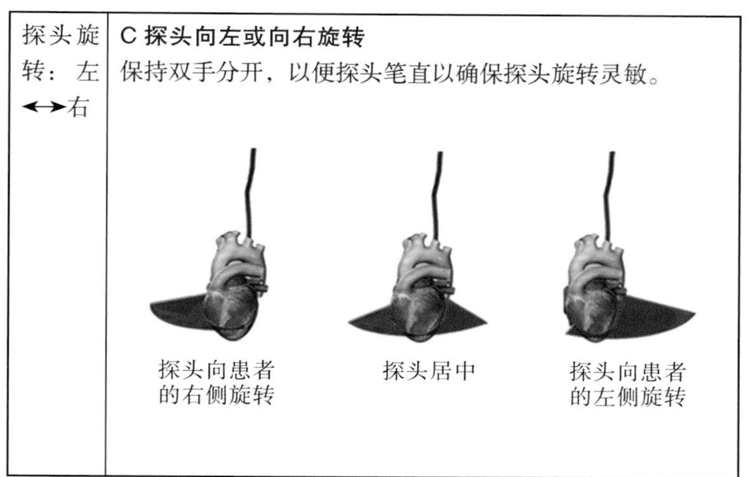

探头旋转：左↔右
C 探头向左或向右旋转
保持双手分开，以便探头笔直以确保探头旋转灵敏。
探头向患者的右侧旋转
探头居中
探头向患者的左侧旋转

图 3.1C　探头向左或向右旋转：保持双手分开，以便探头笔直以确保探头旋转灵敏

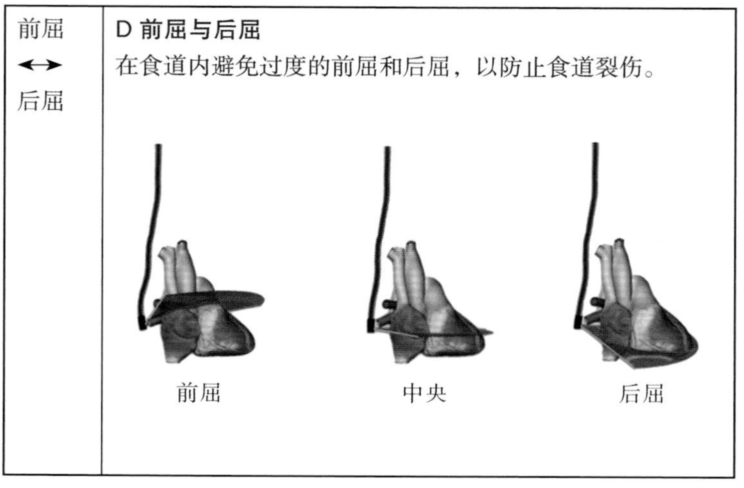

图 3.1D　前屈与后屈：在食道内避免过度的前屈和后屈，以防止食道裂伤

3.4 步 骤

经食管超声心动图应系统地进行检查，以确保不遗漏结构和病变，可采取几种固定的顺序。我们提出的方法是先从胃深切面开始，然后逐步取出探头，在此过程中检查各个结构。最后，探头再次向前推进，然后再慢慢取出，以检查主动脉。

提示：在食管中，最大限度地减少前屈或后屈运动。

3.4.1 胃深部切面

切面	平面角度	探头深度（从牙齿）	探头位置	腔室 / 结构	评估
胃深部切面	0°	约 40~45cm	完全前屈	左心室（LV） 左室流出道（LVOT） 主动脉瓣	心室大小和功能 主动脉瓣血流 左室流出道血流 呼吸变化

胃深部切面可以在最佳的多普勒角度观察左室流出道血流和主动脉瓣血流。

提示：将探头推入 50cm，直到探头尖端深入胃中（看不到图像）。进行完全前屈，然后将探头缓慢向后拉，直到尖端紧贴胃底部。注意：避免在完全前屈时将探头拉入食管，以免造成损伤（图 3.2）。

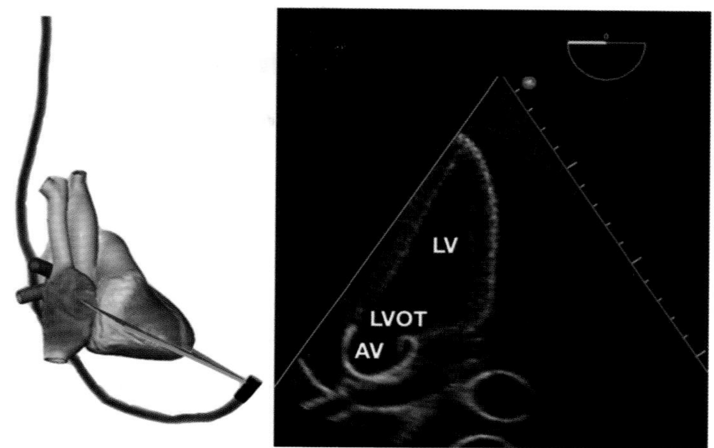

图 3.2　胃深部切面：胃内探头完全前屈（约 45cm）。注意：在弯曲前，确保探头在胃的深处，以避免损伤食管下部。LV：左心室；LVOT：左室流出道；AV：主动脉瓣

3.4.2　经胃切面

切面	全平面角度	探头深度（从牙齿）	探头位置	显示结构	评估
经胃短轴切面（图 3.3A）	0°	约 35~40cm	正中	左心室（心尖，中段乳头肌水平和二尖瓣水平） 右心室	左心室大小和功能 局部室壁运动 右心室大小和功能
经胃两腔切面（图 3.3B）	90°	约 35~40cm	正中	左心室	左心室 大小和功能 局部室壁运动

续表

切面	全平面角度	探头深度（从牙齿）	探头位置	显示结构	评估
经胃右心室流入道切面（图 3.3C）	90°	约 35~40cm	正中指向右侧	右心室	右心室大小和功能 三尖瓣血流
经胃长轴切面(图 3.3D)	120°	约 35~40cm	正中	左心室（LV） 左室流出道(LVOT) 主动脉瓣	左心室大小和功能 主动脉瓣血流 左室流出道血流 呼吸变化

提示：如果图像不理想，请轻柔前屈以改善与食道的接触

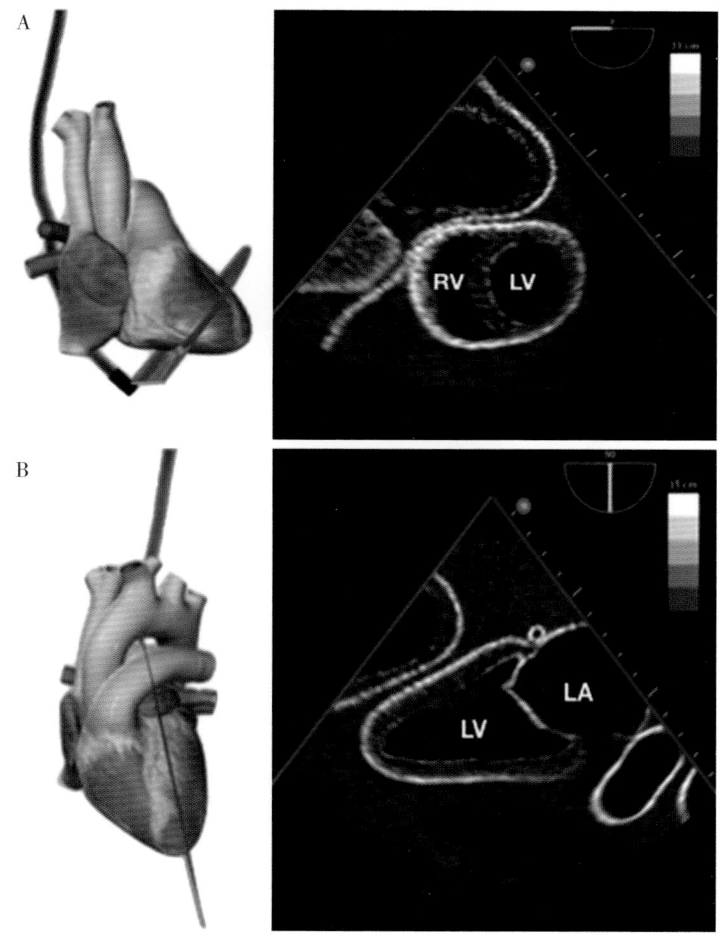

图 3.3　经胃切面：（A）短轴切面，（B）两腔心切面，（C）右心室流入道切面，（D）长轴切面。RV：右心室；RA：右心房；LA：左心房；LV：左心室；LOVT：左室流出道

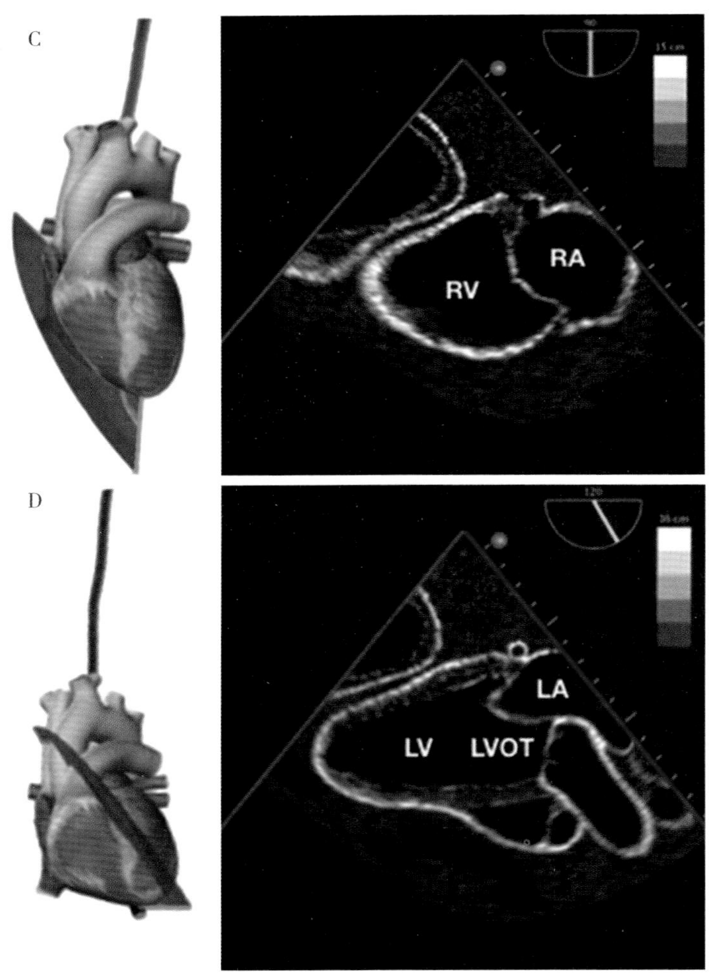

图 3.3（续）

3.4.3　食管中段切面

切面	全平面角度	探头深度（从牙齿）	探头位置	显示结构	评估
食管中段四腔心切面（图 3.4A）	0°	约 30~35cm	后屈	左心室 左心房 右心室 右心房	左心室大小和功能 局部室壁运动 右心室大小和功能 心房大小
食管中段二尖瓣联合或两腔心切面[a]（图 3.4B）	60°~90°	约 30~35cm	后屈	左心室 左心房	左心室大小和功能 局部室壁运动
食管中段长轴切面（图 3.4C）	120°	约 30~35cm	后屈	左心室 左室流出道 主动脉瓣 右心室	左心室大小和功能 左室流出道
食管中段左心耳切面（图 3.4D）	110°	约 30~35cm	后屈	左心室 左心房 左心耳	左心耳血流[a]

续表

切面	全平面角度	探头深度（从牙齿）	探头位置	显示结构	评估
食管中段主动脉短轴切面（图 3.4E）	30°	约 30cm	中位	主动脉瓣 左心房 右心房 右心室	三尖瓣血流 房间隔缺损
食管中段双房腔静脉切面（图 3.4F）	110°	约 30cm	中位指向右侧	左心房 右心房 上腔静脉 下腔静脉	房间隔缺损 上腔静脉呼吸变化[b]

a：左心耳血流 <0.4m/s 提示血流降低；b：在完全机械通气的患者中上腔静脉呼吸变化 > 36% 提示补液反应阳性

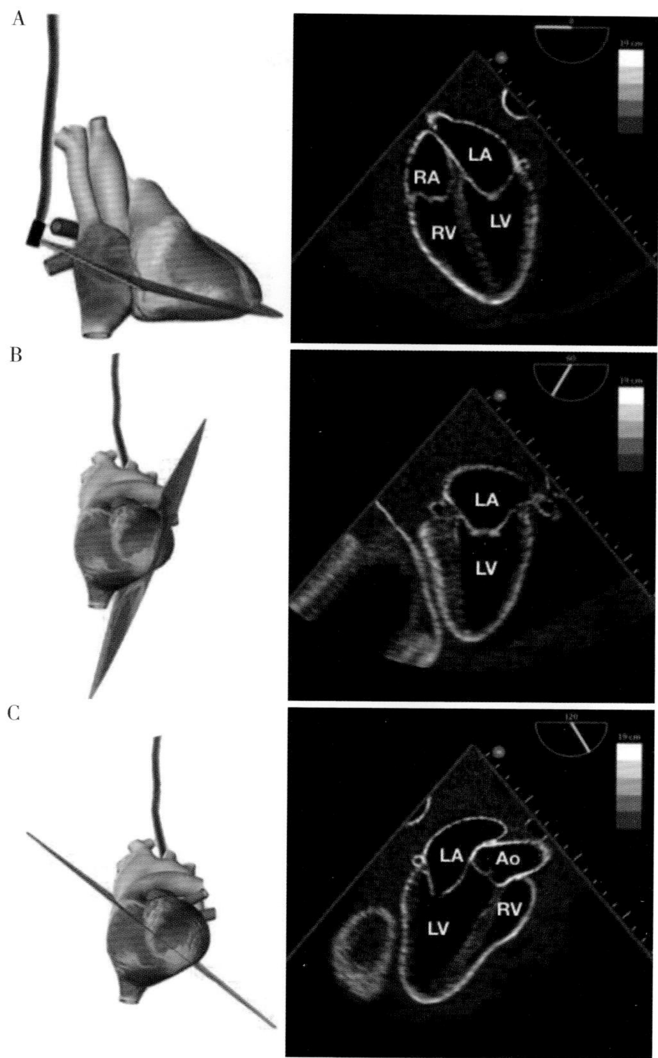

图 3.4　食管中段切面：（A）四腔切面，（B）两腔心切面，（C）长轴切面，（D）左心耳切面，（E）主动脉瓣短轴切面，（F）双房腔静脉切面。RA：右心房；RV：右心室；LA：左心房；LV：左心室；Ao：主动脉；LAA：左心耳；AV：主动脉瓣；SVC：上腔静脉；IVC：下腔静脉

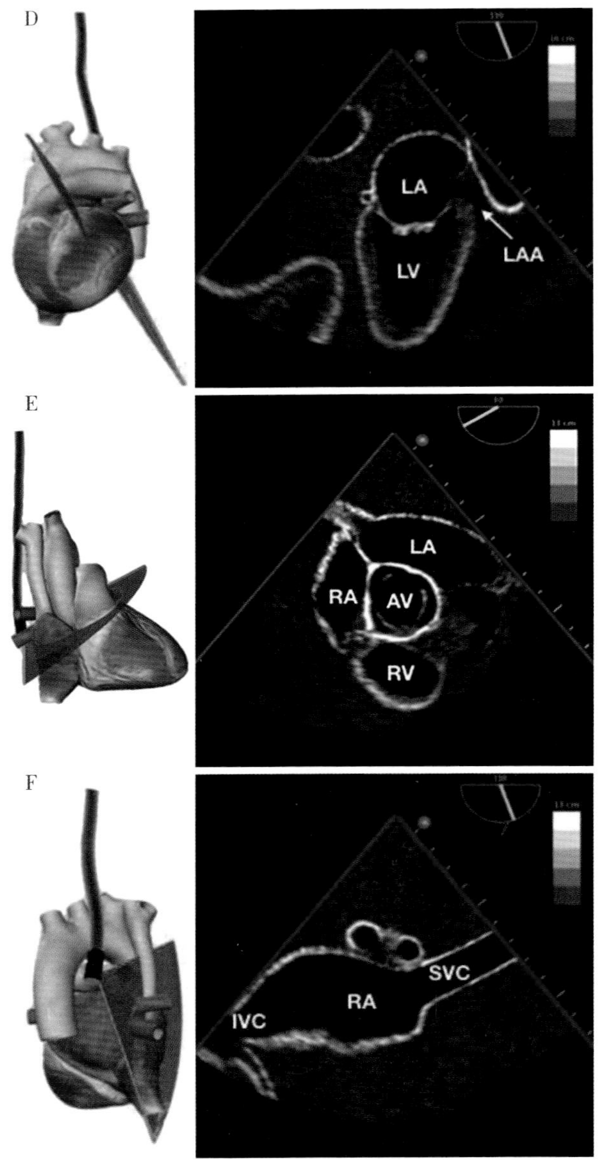

图 3.4（续）

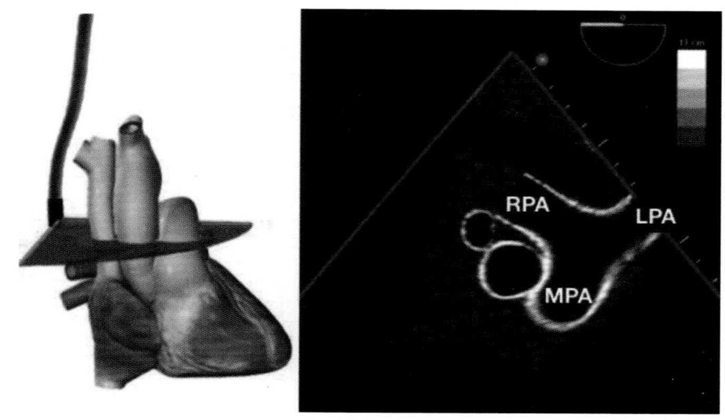

图 3.5　食管上部切面。MPA：肺主动脉；LPA：左肺动脉；RPA：右肺动脉

3.4.4　食管上部切面

切面	全平面角度	探头深度（从牙齿）	探头位置	显示结构	评估
肺动脉切面（图 3.5）	0°	约 20~25cm	正中	肺动脉	左右肺动脉 主肺动脉干

3.4.5　主动脉切面

切面	全平面角度	探头深度（从牙齿）	探头位置	显示结构	评估
主动脉切面（图3.6A, B）	0° 和 90°	约 25~45cm	正中指向后方	主动脉	主动脉大小 剥脱的内膜 动脉粥样硬化[a]

a：1~2mm 为轻度动脉粥样硬化；2~4mm 为中度；> 4mm 为重度

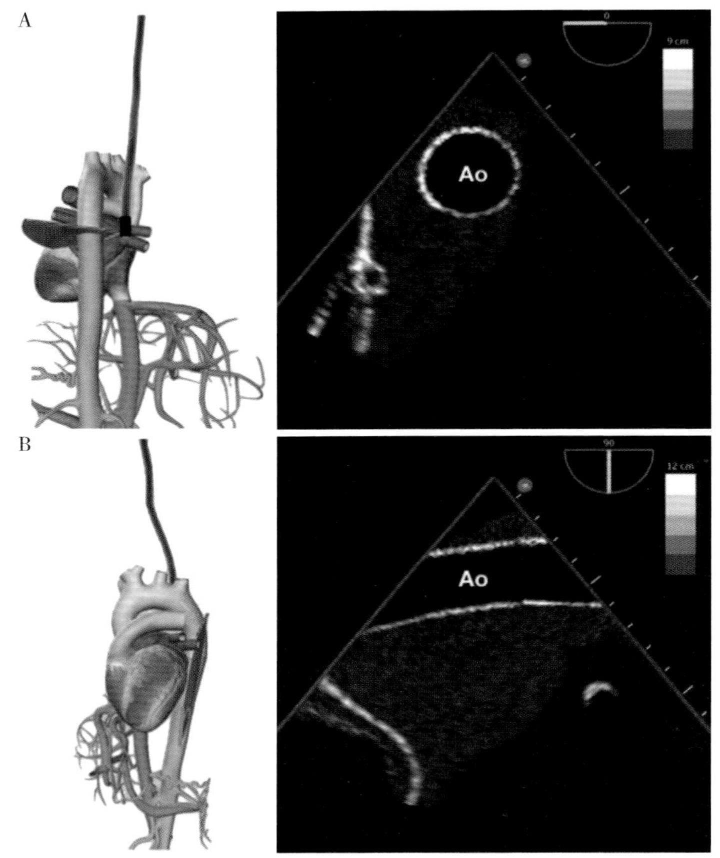

图 3.6　主动脉切面：（A）短轴切面，（B）长轴切面。Ao：主动脉

多选题

1. 以下哪个经食管切面最适合评估主动脉瓣血流？

A. 食管中段四腔心切面。

B. 胃深部切面。

C. 经胃短轴切面。

D. 食管中部二尖瓣联合部切面。

E. 双房腔静脉切面。

答案：B

2. 哪个经食管切面可用于评估左室前壁？

A. 食管中段四腔心切面。

B. 双房腔静脉切面。

C. 食管中短轴切面。

D. 食管中部二尖瓣连合部切面。

E. 双房腔静脉切面。

答案：D

3. 箭头指向什么结构？

A. 左心房。

B. 左心室。

C. 左心耳。

D. 肺动脉瓣。

E. 左室流出道。

1. 左心房 2. 左心室 3. 左心耳 4. 肺动脉 5. 左室流出道	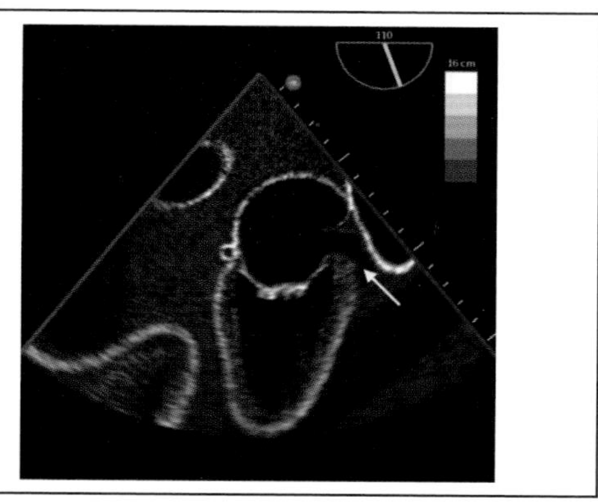

答案：C

4. 以下哪一种是评估机械通气患者的液体反应性的最好方法？

A. 上腔静脉呼吸变异大于 36%。

B. 左室流出道最大流速呼吸变化小于 20%。

C. 主动脉瓣 VTI 呼吸变化小于 20%。

D. 下腔静脉塌陷伴有充气超过 50%。

E. 短轴切面中左心室面积变化分数大于 50%。

答案：A

5. 一名深静脉血栓患者最近卒中，你正在进行经食管超声心动图检查，以评估卵圆孔未闭。下列哪个切面最适合对此进行评估?

A. 食管中段四腔心切面。

B. 经胃短轴切面。

C. 食管中段长轴切面。

D. 胃深部切面。

E. 双房腔静脉切面。

答案：E

第 4 章 伪　像

Philippe Vignon

伪像是指不能直接与扫描物实际解剖结构或组织相关联的影像。它们是由于被检查器官的声学表现错误造成的，这种错误由技术局限或者解剖结构因素而引起。值得注意的是，伪像有可能导致诊断错误从而造成严重的不良后果。在使用二维[1]和三维超声心动图[2]中已出现了多种伪像。

4.1　与反射和（或）折射相关的伪像

与反射和（或）折射相关这些是最常见的伪像。线性伪像与超声波在两个强反射体之间的混响有关，其中一个有可能是探头本身[3]。当线状伪像位于主动脉腔内时，患者在进行经食管超声心动图检查疑似主动脉夹层或破

P. Vignon (✉)
Medical-Surgical Intensive Care Unit, Dupuytren Teaching Hospital, Limoges, France
Inserm CIC-P 1435, Dupuytren Teaching Hospital, Limoges, France
e-mail: philippe.vignon@unilim.fr

M. Slama (ed.), *Echocardiography in ICU*,
https://doi.org/10.1007/978-3-030-32219-9_4

裂时，伪像可能会被误认为是撕脱的内膜[4]。当伪像的大小超过主动脉和探头之间解剖结构的大小时，就会在升主动脉内观察到该伪像[3]。这是它发生率高（26%）的原因，具有被误认为是主动脉扩张患者撕脱内膜的风险[4]（图 4.1）。

镜像伪像也经常出现。心包（经胸超声心动图）或胸膜（经食管超声心动图）可以构成超声传播的强声学界面，从而造成心脏或降主动脉的双重影像[1]。在后者中，真正的主动脉壁不应该被看成是分隔主动脉夹层两个通道内膜（图 4.2）。

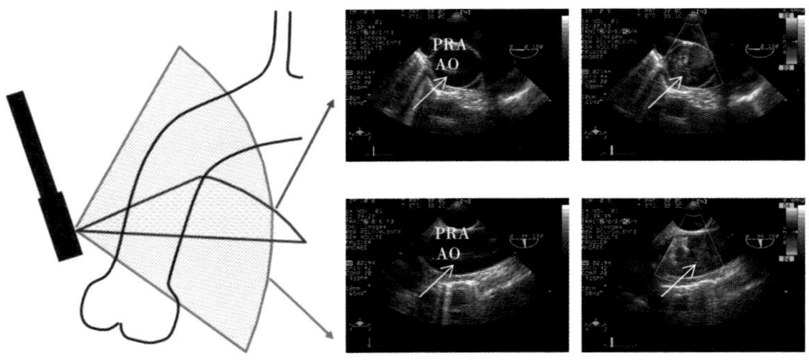

图 4.1　急性主动脉综合征机械通气患者经食管超声心动图显示升主动脉线性伪像。在横切面（上图）和纵切面（下图）均可看到与主动脉壁实时平行移动且几乎水平方向的粗线条（左图，箭头）。彩色多普勒图像在这两个切面中都显示了正常的层流，在线性影像的两边都有相似的血流速度，但是没有血流湍流那样的混叠（右图，箭头）。Ao：降主动脉；RPA：右肺动脉

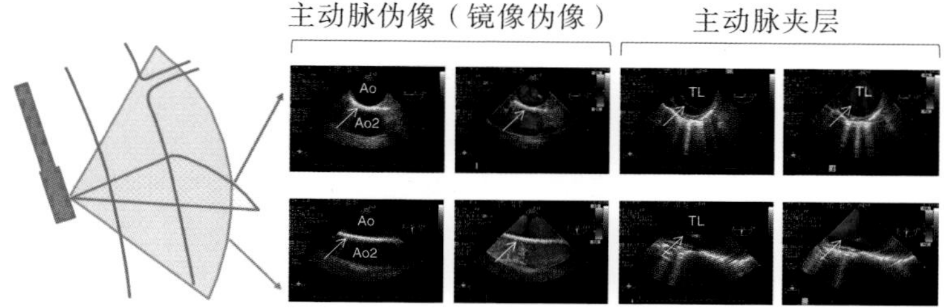

图 4.2　两例疑似急性胸降主动脉疾病患者的经食管超声心动图。第一例患者，胸降主动脉镜面伪像的出现是由于强声学界面的存在（左肺充气和血管内血液；左图，箭头），并且在横切面（上图）和纵切面（下图）中都可以观测到。彩色多普勒血流图也显示双重正常血流图像，两个图像被正常的主动脉壁分隔（左中图，箭头）。第二例患者出现了 B 型主动脉夹层，可见真正的撕脱内膜（右中图，箭头），在彩色血流图中分为一个循环的真腔和一个非循环的假腔（右面板，箭头）。Ao：胸降主动脉；Ao2：降主动脉镜像图像；TL：真腔

4.2　其他伪像

其他各种各样的伪像在涉及二维超声心动图时已有描述 [1]。声影通常与心脏内的钙化结构或假体有关。经食管超声心动图的使用对显示隐藏在声影中的解剖结构尤其有用。旁瓣伪像是在升主动脉内形成的“弧形”线性影像，常被误解为内膜带。近场杂波位于左心室的心尖区域，不应该被看成是附壁血栓 [1]。三维超声心动图也会产生伪像，包括与管腔内血栓或赘生物相似的影像 [5]。

4.3 真像还是伪像

框表 4.1 在前面的标准中，至少有三种标准出现是升主动脉内线性伪影的特征

1. 平行于主动脉壁的直线图像位移。

2. 用彩色多普勒测得线性影像两侧血流速度相似。

3. 线性影像的厚度 > 2.5mm。

4. 线性影像与主动脉壁之间的角度 > 85°（几乎是水平的）[4]。M 型有助于准确描绘心动周期内主动脉内图像的运动 [6]。线性伪影平行于主动脉壁移动，而撕脱内膜的移动遵循主动脉夹层两个腔在心动周期中的压差（图 4.3）。

一般来说，应该常规性地使用替代成像平面甚至是替代成像方法（比如，CT）来区分伪像和真正的异常结构，而异常结构必须在不同的超声心动图切面中得到确认。在有问题的影像上调整增益有利于伪像的判断 [1]。彩色多普勒成像对描述异常结构图像上的正常层状血流时很有用（图 4.1），但在出现镜像伪像时仍有可能产生误导（图 4.2）。最后，我们需要替代成像方式以排除伪像，从而更好地指导患者管理 [5]。

线性伪像

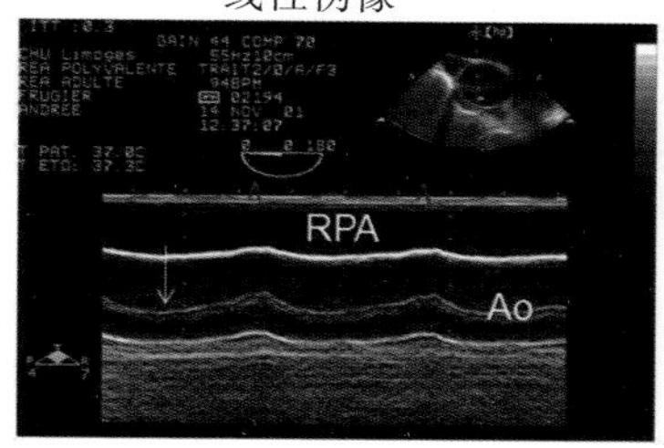

主动脉夹层

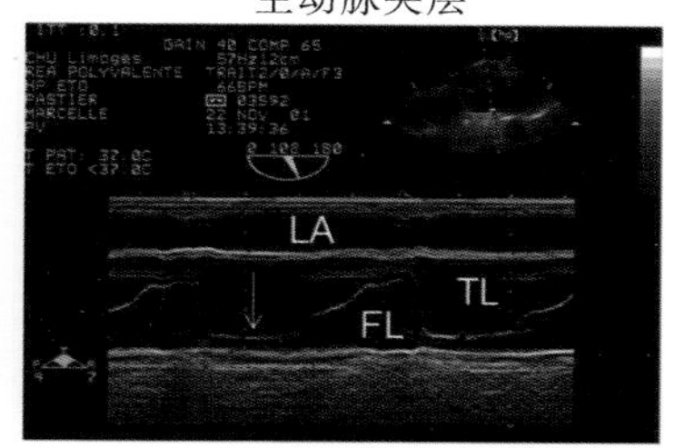

图 4.3 应用 M 型经食管超声心动图鉴别 A 型急性主动脉夹层的升主动脉线性伪像和真正的撕脱内膜。线性伪像表现为一条粗线，在心动周期内的位移与主动脉壁的轨迹保持绝对平行（左图，箭头）。与之不同的是，撕脱内膜更薄，并且其轨迹取决于主动脉夹层两个分隔通道之间的压差，真腔在收缩期扩张（右面板，箭头）。Ao：降主动脉；RPA：右肺动脉；LA：左心房；TL：真腔；FL：假腔

多选题

1. 用经食管超声心动图为患者做检查时，用于确定升主动脉线性伪像的诊断标准是：

A. 一个薄的自由移动的线性影像。

B. 在心动周期中与主动脉壁平行移位的一个粗线性影像。

C. 彩色多普勒测得线条两侧的血流速度相似。

D. 线性影像几乎是水平的。

E. 线性影像与主动脉壁之间的角度可变。

答案：B，C，D

2. 避免或者鉴定伪像的可能的方法有：

A. 使用另外的成像平面。

B. 改变增益。

C. 采用合适的彩色多普勒尼奎斯特极限。

D. 优先使用经胸超声心动图。

E. 优先使用经食管超声心动图。

答案：A，B，C

参考文献

[1] Bertrand PB, Levine RA, Isselbacher EM, et al. Fact or Artifact in Two-Dimensional Echocardiography: Avoiding Misdiagnosis and Missed Diagnosis. J Am Soc Echocardiogr, 2016, 29(5): 381–91.

[2] Faletra FF, Ramamurthi A, Dequarti MC, et al. Artifacts in three-dimensional transesophageal echocardiography. J Am Soc Echocardiogr, 2014, 27(5): 453–462.

[3] Appelbe AF, Walker PG, Yeoh JK, et al. Clinical significance and origin of artifacts in transesophageal echocardiography of the thoracic aorta. J Am Coll Cardiol, 1993, 21(3): 754–60.

[4] Vignon P, Spencer KT, Rambaud G, et al. Differential transesophageal echocardiographic diagnosis between linear artifacts and intraluminal flap of aortic dissection or disruption. Chest, 2001, 119(6): 1778–90.

[5] Goudelin M, Hernandez Padilla AC, Gonzalez C, et al. Real-time three-dimensional transesophageal echocardiography fails to discriminate between infectious vegetation and artifact. Intensive Care Med, 2018, 44(6): 992–4.

[6] Evangelista A, Garcia-del-Castillo H, Gonzalez-Alujas T, et al. Diagnosis of ascending aortic dissection by transesophageal echocardiography: utility of M-mode in recognizing artifacts. J Am Coll Cardiol, 1996, 27(1): 102–7.

SECTION 2

第 2 部分

ICU 超声心动图

Echocardiography in ICU

第 5 章
ICU 超声心动图：何时使用？

Philippe Vignon

重症超声心动图（Critical care echocardiography，CCE）由一线重症监护医师在床旁进行操作和分析，以明确诊断并帮助指导心肺衰竭重症患者的治疗。基础 CCE 是每名重症医师必须接受的培训。CCE 依靠优先使用经胸超声心动图（transthoracic echocardiography，TTE）的目标导向的检查，来确定具体发现并解答有限数量的直接临床问题。高级 CCE 是 ICU 医师培训的可选部分。它允许在必要情况下使用经食管超声心动图（transesophageal echocardiography，TEE）获得定量数据，以进行全面的血流动力学评估。

同更具侵入性的技术相比，CCE 是初步评估休克类型的首选方法。

P. Vignon(✉)
Medical-Surgical Intensive Care Unit, Dupuytren Teaching Hospital, Limoges, France
Inserm CIC-P 1435, Dupuytren Teaching Hospital, Limoges, France
e-mail：philippe.vignon@unilim.fr

M.Slama(ed.), *Echocardiography in ICU*,
https://doi.org/10.1007/978-3-030-32219-9_5

进行高级 CCE 的适应证很多，可能会受到特定 ICU 情况例如心脏手术或创伤患者的影响（表 5.1，表 5.2）。

表 5.1　基础和高级重症超声（CCE）各自的特点

基础 CCE	高级 CCE
目标：目标导向的检查，以解答有限的临床问题	目标：全面检查，以自主进行血流动力学评估
原则：更偏向检查的特异性而不是敏感性	原则：使诊断工作适应临床情况和治疗干预
方法：基于二维成像和彩色多普勒成像的定性评价[a]	方法：基于所有可用超声心动图方法的定量评估[b]
诊断范围：狭窄 · 明显低血容量 · 左心室衰竭 · 右心室衰竭 · 心包填塞 · 急性重度左心瓣膜反流 · 心脏骤停机制 · 心脏收缩不同步	诊断范围：广泛 · 循环衰竭 / 任何来源的休克：主要病因、潜在的心脏疾病（心肌病、瓣膜病变、人工瓣膜功能障碍）、复杂心脏手术、循环辅助 · 心脏骤停：潜在（可逆的）原因、复苏后循环衰竭 · 任何原因造成的呼吸衰竭：左心充盈压、肺动脉高压水平、肺部疾病和呼吸机对右心室功能的影响、解剖分流 · 特定临床环境：感染性心内膜炎、体循环栓塞、急性主动脉综合征、心血管损伤、脑死亡供体、引导有创操作

续表

基础 CCE	高级 CCE
使用方式： · 准时（诊断） · 连续（治疗的有效性和耐受性）	使用方式： · 准时（诊断） · 血流动力学监测（临床驱动）
认证：不需要	认证：推荐
目标：每位重症监护医师（需要培训）	目标：培训的可选部分

a：主要使用经胸超声心动图；b：包括经食管超声心动图

表 5.2　高级重症超声心动图 (CCE) 主要适应证

高级 CCE 诊断范围
循环衰竭 / 休克： 心输出量、潜在心肌或瓣膜疾病、监测治疗干预的疗效和耐受性 · 心包填塞（心包，包裹性或非包裹性，心包外） · 液体反应性（不考虑通气模式、心律和腹压） · 左心室收缩功能（包括纵向肌纤维缩短） · 右心室收缩功能（右心室衰竭和心室相互作用） · 血管麻痹 （排除诊断） · 循环辅助（相关并发症、脱机） · 心脏手术后循环衰竭（上述任何机制、手术并发症）
心脏骤停： · 在复苏过程中：心包填塞、大量肺栓塞、心脏停搏与颤动 · 复苏后：液体反应性、左心室或右心室功能不全、血管麻痹和潜在相关心肌病 [a]

续表

高级 CCE 诊断范围
急性呼吸衰竭[b]：监测治疗干预的疗效和耐受性 · 定量评估左心室充盈压 · 识别潜在心肌或瓣膜疾病和评估严重程度 · 测定肺动脉高压水平（慢性急性发作对比急性） · 右心室收缩功能（右心室衰竭和心室相互作用） · 心内或肺内解剖分流（参与低氧血症的严重程度） · 在心脏负荷条件突然变化（如自主呼吸试验、呼吸机设置改变）或体位突然变化（斜卧呼吸 - 直立性低氧血症综合征）期间识别“动态事件”（即左心充盈压升高、二尖瓣或主动脉瓣反流加重、动态左室流出道梗阻、右心室衰竭）
特定临床情况： · 感染性心内膜炎：识别赘生物（评估栓塞风险）、脓肿、瓣膜穿孔；评估所导致的瓣膜反流的严重程度 · 体循环栓塞：识别心脏源性或主动脉源性的体循环栓塞（例如血栓、肿瘤、粥样斑块碎片）、描绘卵圆孔未闭（反常栓塞[c]） · 急性主动脉综合征：识别主动脉夹层、壁内血肿、穿透性粥样硬化溃疡、（假性）动脉瘤形成、外渗征象（心包积血、纵隔积血、胸腔积血、腹腔积血）；确定镜像和线性伪影是潜在的假阳性诊断 · 心血管损伤：识别钝性主动脉和心脏损伤、确定主动脉损伤深度（与致命性外膜破裂的风险相关）及其对血管内修复的适用性（解剖范围、损伤的复杂性、相对于锁骨下动脉起始处的位置、假性缩窄综合征、假性动脉瘤形成的大小和血管大小） · 脑死亡供体：指导复苏（液体反应性、左室或右室功能不全、血管麻痹）、决定心脏捐献的适宜性 · 引导有创操作：心包穿刺、体内起搏、循环辅助 / 体外膜氧合静脉置管

a：与循环衰竭 / 休克相同；b：CCE 联合胸部超声获得最佳诊断能力；
c：CCE 联合静脉超声诊断深静脉血栓形成

与基于热稀释技术（即肺动脉导管、经肺热稀释）的“盲”血流动力学评估相比，高级 CCE 可提供关于中心血流动力学、右心室和左心室各自功能和潜在心脏疾病的直接定量信息。因此，CCE 在识别脉压变化假阳性结果以预测与急性右心衰竭相关的液体反应性方面优于基于热稀释的技术；结合包括被动抬腿在内的多项动态指标，可以最佳地预测心脏对液体负荷的反应；将低流量状态归因于衰竭最严重的心室，并准确识别右心室衰竭；确定左心室每搏输出量是如何产生的（收缩性与腔扩大），并描述严重的瓣膜病变或人工瓣膜功能障碍、左心室流出道梗阻或明显的低流量状态，以上在基于热稀释的血流动力学评估中可能不易实现。

根据其各自的优势和局限性，高级 CCE 包括 TTE 和 TEE 评估。对于怀疑有局限性填塞、瓣膜功能不全、感染性心内膜炎、急性主动脉疾病、体循环或肺栓塞、卵圆孔未闭的患者或引导某些侵入性操作（如右心插管、主动脉支架置入术），必须进行 TEE，因为在这些临床情况下其诊断准确率高于体表超声心动图（表 5.3）。通过使用系列超声心动图切面，TEE 是适合 ICU 机械通气患者的理想的血流动力学评估方法。虽然是微创，但 TEE 可能导致罕见的口咽或食管并发症。近年来 TEE 探头的小型化有望增加其耐受性，并进一步将此方法用于最不稳定通气患者的血流动力学监测。

表 5.3　基于诊断目的决定重症超声心动图方法前应考虑的因素

经胸超声心动图 (TTE)	经食管超声心动图 (TEE)
由于无创性和简便性首先进行系统检查	第二目的：TTE 诊断不明 第一目的：对特定适应证的诊断准确率高于 TTE
TTE 优于 TEE：浅表解剖结构和射流方向 · 可疑心包积液（非包裹性）和心包填塞（耐受），穿透性心脏损伤（心包积血） · 可疑左室心尖血栓 · 识别室间隔缺损 · 最佳多普勒声束角度： 左室流出道梗阻 主动脉（人工）瓣压力梯度 二尖（人工）瓣压力梯度 肺动脉压评估[a] · 引导有创操作（心包穿刺、体外起搏）	TEE 优于 TTE：深层解剖结构 · 心脏手术或胸部创伤后可疑包裹性心包积液或心包外压塞（压迫性纵隔血肿[b]） · （人工）二尖瓣反流的机制和量化 · 可疑感染性心内膜炎 · 可疑急性主动脉疾病（急性主动脉综合征、钝性主动脉损伤） · 识别栓子或近端肺栓塞[c] · 识别心脏或主动脉源性体循环栓塞 · 识别卵圆孔未闭 · 引导有创操作（胸主动脉支架植入术、卵圆孔未闭封堵术、循环辅助或体外膜氧合作用中静脉插管定位） · 心脏手术、循环辅助或体外膜氧合作用或任何血管内操作（如支架植入术、卵圆孔封堵术）并发症

a：基于三尖瓣反流；b：压迫性血肿通常位于右心房后方，较少靠近左心房；c：在通气患者中（耐受）

多选题

1. 重症超声心动图：

A. 由超声医师或心脏科医生操作，并由心脏科医生进行离线分析。

B. 由重症科医生在床旁进行操作及在线分析。

C. 完全依靠经胸超声心动图。

D. 用于即时治疗管理。

E. 不适合监测治疗干预。

答案：B，D

2. 经食管超声心动图：

A. 是进行高级重症超声心动图的一部分 。

B. 在通气患者中进行是安全的。

C. 在有食管疾病或不稳定颈椎损伤患者中是禁止的。

D. 在呼吸功能不全的自主呼吸患者中应避免。

E. 总体上比经胸超声心动图有更好的诊断能力。

答案：A，B，C，D，E

推荐阅读

[1] Begot E, Dalmay F, Etchecopar C, et al. Hemodynamic assessment of ventilated ICU patients with cardiorespiratory failure using a miniaturized multiplane transesophageal echocardiography probe. Intensive Care Med, 2015, 41(11): 1886–94.

[2] Cecconi M, De Backer D, Antonelli M, et al. Consensus on circulatory shock and hemodynamic monitoring. Task force of the European Society of Intensive Care Medicine. Intensive Care Med, 2014, 40(12): 1795–815.

[3] Chan KL, Cohen GI, Sochowski RA, et al. Complications of transesophageal echocardiography in ambulatory adult patients: analysis of 1500 consecutive examinations. J Am Soc Echocardiogr, 1991, 4(6): 577–82.

[4] Expert Round Table on Echocardiography in ICU. International consensus statement on training standards for advanced critical care echocardiography. Intensive Care Med, 2014, 40(5): 654–66.

[5] Expert Round Table on Ultrasound in ICU. International expert statement on training standards for critical care ultrasonography. Intensive Care Med, 2011, 37(7): 1077–83.

[6] Grumann A, Baretto L, Dugard A, et al. Localized cardiac tamponade after open-heart surgery. Ann Thorac Cardiovasc Surg, 2012, 18(6): 524–9.

[7] Hüttemann E, Schelenz C, Kara F, et al. The use and safety of transoesophageal echocardiography in the general ICU – a minireview. Acta Anaesthesiol Scand, 2004, 48(7): 827–36.

[8] Mayo P, Beaulieu Y, Doelken P, et al. American College of Chest Physicians/La Société de Réanimation de Langue Française statement on competence in critical care ultrasonography. Chest, 2009, 135(4): 1050–60.

[9] Vieillard-Baron A, Slama M, Mayo P, et al. A pilot study on safety and clinical utility of a single-use 72-hour indwelling transesophageal echocardiography probe. Intensive Care Med, 2013, 39(4): 629–35.

[10] Vieillard-Baron A, Naeije R, Haddad F, et al. Diagnostic workup, etiologies and management of acute right ventricle failure : A state-of-the-art paper. Intensive Care Med, 2018, 44(6): 774–90.

[11] Vignon P, Repessé X, Bégot E, et al. Comparison of Echocardiographic

Indices Used to Predict Fluid Responsiveness in Ventilated Patients. Am J Respir Crit Care Med, 2017, 195(8): 1022–32.

[12] Vignon P, Boncoeur MP, François B, et al. Comparison of multiplane transesophageal echocardiography and contrast-enhanced helical CT in the diagnosis of blunt traumatic cardiovascular injuries. Anesthesiology, 2001, 94(4): 615–22.

[13] Vignon P, Mentec H, Terré S, et al. Diagnostic accuracy and therapeutic impact of transthoracic and transesophageal echocardiography in mechanically ventilated patients in the ICU. Chest, 1994, 106(6): 1829–34.

[14] Vignon P, Begot E, Mari A, et al. Hemodynamic Assessment of Patients With Septic Shock Using Transpulmonary Thermodilution and Critical Care Echocardiography: A Comparative Study. Chest, 2018, 153(1): 55–64.

[15] Vignon P, Merz TM, Vieillard-Baron A. Ten reasons for performing hemodynamic monitoring using transesophageal echocardiography. Intensive Care Med, 2017, 43(7): 1048–51.

[16] Vignon P. What is new in critical care echocardiography? Crit Care, 2018, 22(1): 40.

[17] Vignon P. Hemodynamic assessment of critically ill patients using echocardiography Doppler. Curr Opin Crit Care, 2005, 11(3): 227–34.

第 6 章
经胸超声心动图：技术

Michel Slama

在对 ICU 自主呼吸患者或机械通气患者进行经食管超声心动图（TEE）检查前，应用低频或多频探头进行床旁经胸超声心动图（TTE）检查。应在胸骨旁、心尖和剑突下切面进行检查，可从病床的左侧或右侧进行 TTE 检查（表 6.1）。

M. Slama(✉)
Medical ICU, CHU Sud, Amiens, France
e-mail: slama.michel@chu-amiens.fr

M.Slama(ed.), *Echocardiography in ICU*,
https://doi.org/10.1007/978-3-030-32219-9_6

表 6.1 经胸（TTE）和经食管超声心动图（TEE）的优缺点

TTE 检查的优点	TEE 检查的优点
· 严格无创操作 · 显示心包和心包穿刺引导 · 显示左心室心尖（怀疑血栓、心尖心肌梗死） · 显示室间隔缺损 · 显示下腔静脉 · 显示肝下静脉 · 与所有心内血流角度理想，特别是在记录三尖瓣反流、左心室梗阻血流、主动脉瓣反流和狭窄血流方面	· 高成像质量 · 术后心包填塞（怀疑心外填塞、包裹性压缩性心包积液） · 二尖瓣或人工二尖瓣的结构和定量（二尖瓣反流定量、人工瓣膜评估） · 显示上腔静脉 · 评估卵圆孔未闭（心内分流）的房间隔缺损 · 显示胸主动脉（夹层、外伤） · 显示左心耳 · 显示赘生物和心脏脓肿
TTE 检查的缺点 · 表面成像无法诊断（敷料、导管、深部结构显示不清、肥胖、肺过度充气、肺气肿）	TEE 检查的缺点 · 非常罕见但可能出现严重并发症（食管穿孔率 1/2500）

多选题

1. 经胸超声心动图应是首选的显示方法：

A. 左心耳。

B. 卵圆孔未闭。

C. 左心室阻塞性血流。

D. 左室心尖血栓。

E. 人工二尖瓣。

答案：C，D

2. 经食管超声心动图可以更好地显示：

A. 左心耳。

B. 左室心尖。

C. 三尖瓣最大反流速度。

D. 人工二尖瓣。

E. 升主动脉。

答案：A，D，E

推荐阅读

[1] Vignon P, Mayo P. Echocardiography in the critically ill: an overview// De Backer D, Cholley B, Slama M, et al. Hemodynamic monitoring using echocardiography in the critically ill. New York: Springer, 2011: 1–7.

第 7 章
经食管超声心动图在机械通气患者中的应用：实践

Michel Slama

经食管超声心动图（TEE）检查可在自主呼吸患者或机械通气患者中进行，应排除禁忌证（框表 7.1）。应向患者讲解操作过程，并获得其同意。如果需要麻醉或机械通气，应通知患者的亲属（框表 7.2，框表 7.3）。

7.1 探头说明

经典的多平面 TEE 常用于 ICU 患者。小型探头或儿科探头也可用于 ICU 患者。鼻腔导入可以用这些小探头来完成，这样就可以用最简单的方法对非插管患者进行 TEE。可以使用探头上的旋钮从 0° 到 180° 进行电子旋转。

M. Slama(✉)
Medical ICU, CHU Sud, Amiens, France
e-mail: slama.michel@chu-amiens.fr

M.Slama(ed.), *Echocardiography in ICU*,
https://doi.org/10.1007/978-3-030-32219-9_7

框表 7.1　经食管超声心动图禁忌证

- 绝对禁忌证
  - 任何相关的食管或耳鼻喉疾病（肿瘤、食管狭窄、憩室、撕裂和穿孔…）。
  - 纵隔放射治疗。
  - 出血风险过大。
  - 近期进行过食管 / 上消化道或耳鼻喉手术。
  - 不稳定颈部骨折。
- 相对禁忌证
  - 胃尚未排空。
  - 血流动力学不稳定的自主呼吸患者。
  - 自主呼吸患者急性呼吸衰竭。
  - 烦躁、无法配合的患者。
  - 食管出血未有效控制或近期食管出血患者。
  - 未查明的语言障碍病史。

框表 7.2　TEE 食管探头插入前检查列表

- 告知患者或患者的亲属，了解操作过程和风险。
- 嘱患者禁食至少 4h/ 空腹 / 经胃管抽吸胃液。
- 排除禁忌证。
- 患者应有静脉通道。
- 准备好所有需要的材料。
- TEE 与超声仪器连接好。
- 心电图与超声仪器连接好。
- 监测应处于“开启”（心电图、血氧饱和度、血压）。
- 取出所有牙科器具。
- 非插管患者应处于左侧卧位。

探头头部可以侧向弯曲（探头手柄上较小的控制轮）和前后弯曲（较大的控制轮）。控制轮可以锁定或者解除锁定（图 7.1，图 7.2）。

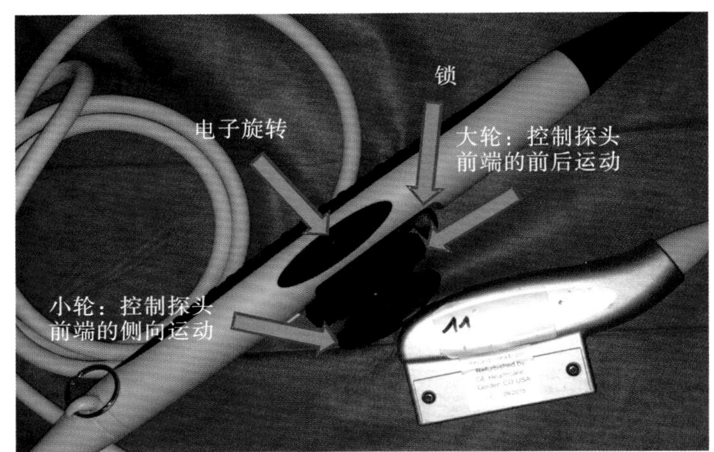

图 7.1　TEE 探头

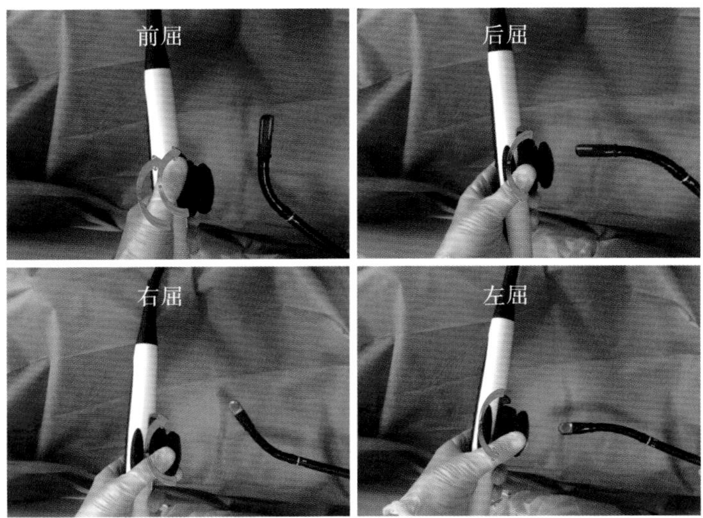

图 7.2　探头头端的运动控制

框表 7.3　TEE 检查的实践操作

· 超声医师面向患者站在床的左侧（或右侧）。

· 屏幕显示有 ECG（和呼吸）信号的超声心动图仪器应放置于超声医师面前。

· 探头应处于非锁定状态。

· 应准备局部麻醉剂（利多卡因®）/ 镇静剂，和（或）神经肌肉阻断剂。

· 应排除对这些药物的过敏情况。

· 在检查过程中，至少应有一名护士协助。

7.2　TEE 检查

自主呼吸患者的 TEE 检查应在侧卧位进行（图 7.4）。应对患者进行表面麻醉，有时轻微的镇静也会有帮助。通过咬合块将 TEE 探头导入咽后方（框表 7.4，图 7.3），然后嘱患者进行吞咽动作；同时，操作者应轻柔地将探头插入食管。

机械通气患者的 TEE 应在镇静下进行，有时在注射神经肌肉阻断剂后进行。患者应处仰卧位，头抬高 30°。探头通常是盲入或者在喉镜直视下插入（框表 7.5）。

框表 7.4　经食管超声心动图所需材料（图 7.3）

- TEE 探头。
- 咬口垫。
- 局部麻醉剂（利多卡因）/ 镇静剂，和（或）神经肌肉阻断剂。
- 注射器，针头和旋塞。
- 手套。
- 生理盐水（用于造影检查）。
- 喉镜。
- 防护眼镜。
- 心肺复苏所需全部材料。

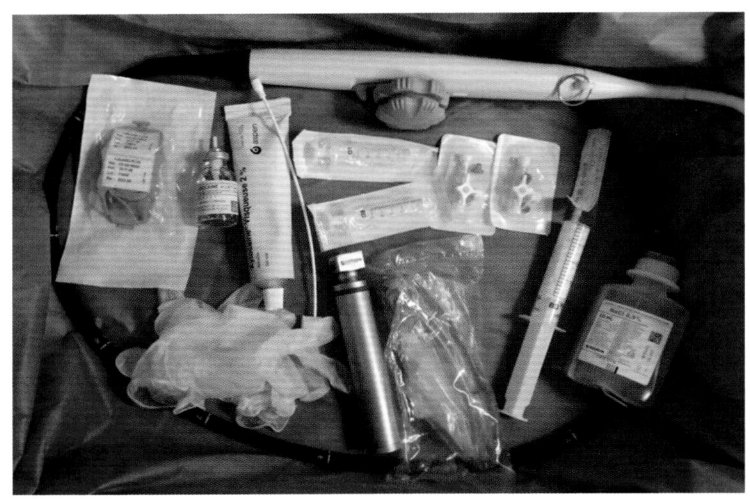

图 7.3　经食管超声心动图（TEE）应准备的材料

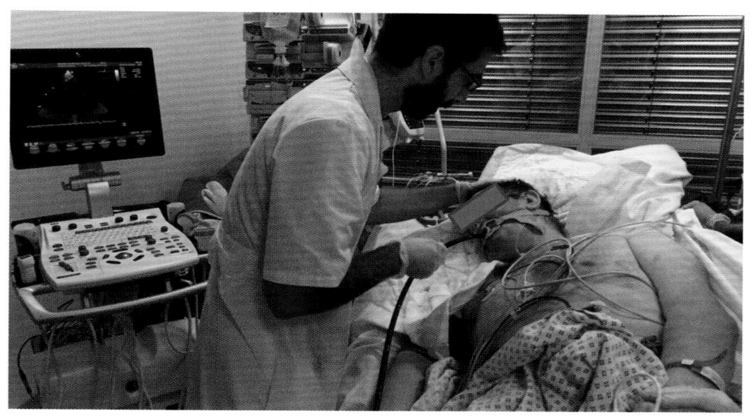

图 7.4　在自主呼吸患者中盲插 TEE 探头

框表 7.5　使经食管超声探头导入更简单的技巧

在机械通气患者盲插 TEE 探头失败的情况下该怎么办?

· 检查镇静情况并注射神经肌肉阻断剂（如果没有禁忌证）。

· 将一个或两个手指插入口腔，向着中线方向引导探头，如果舌头堵塞通道，则按下舌头。

· 向前弯曲颈部。

· 向前抬起下颌骨。

· 使用喉镜，在直视下置入 TEE 探头。

7.3　TEE 检查并发症

TEE 检查并发症发生率很低（0.18%~2.8%），除了口腔小出血和胃管脱落外（尤其是在退出探头时）（表

7.1）。死亡率在心脏领域有数据报告（<0.01%~0.02%），但在 ICU 和术中 TEE 均未报告。

表 7.1　TEE 检查的并发症、危险因素及预防措施

并发症	临床情况	预防措施
食管肿瘤或穿孔（少见：1/2500 TEE 检查）	耳鼻喉 / 食管疾病	耳鼻喉科检查，如有疑问可进行食管胃镜检查
	小患者	使用儿科或者小型经食道探头
主动脉破裂（少见）	主动脉夹层	避免血压升高和（或）镇静和机械通气
周围性栓塞或卒中（少见）	左心房或主动脉瘤内的大血栓	避免 TEE 探头前端侧向和前后方向移动
口腔出血 / 牙外伤（常见）	TEE 置入困难	使用喉镜引导探头置入
食管出血（罕见）	止血障碍	预防
心律失常（罕见）	血流动力学不稳定患者 / 缺血性心肌病	纠正危险因素（缺血、发热、低钾血症、低氧血症）
气管插管或胃管移位（常见）	TEE 探头移动粗暴 / 患者躁动，特别是在退出探头时	在检查 / 患者镇静过程中轻柔移动 TEE 探头
吸入（罕见）	无意识非插管患者 / 吞咽障碍	气管插管以预防吸入

心脏领域报道有 0.02% 和 0.14% 发生支气管痉挛和喉痉挛，但在 ICU 患者中从未见报道。

多选题

1. 在以下情况中，哪些是 TEE 检查的绝对禁忌证？

A. 缺血性脑卒中。

B. 机械通气患者感染性休克。

C. 纵隔放射治疗。

D. 食管肿瘤。

E. 不稳定型颈椎损伤。

答案：C，D，E

2. 关于 TEE 并发症，请给出正确答案：

A. TEE 严重并发症发生率 >10%。

B. TEE 严重并发症在 ICU 很少见，围手术期 <3%。

C. 食管穿孔可发生在 TEE 检查中，但是非常罕见。

D. 胃管脱落常见。

E. TEE 检查可导致严重心内膜炎。

答案：B，C，D

3. 如果 TEE 探头盲插失败，我们可以：

A. 盲目用力推探头。

B. 屈颈。

C. 向后抬起下颌骨。

D. 把两个手指放在嘴里引导探头。

E. 注射麻醉剂。

答案：B，D，E

推荐阅读

[1] Hahn R. Guidelines for performing a comprehensive transesopha- geal echocardiographic examination: recommendations from the American Society of Echocardiography and the Society of Cardiovascular Anesthesiologists. J Am Soc Echocardiogr, 2013, 26: 921–64.

[2] Vignon P, Mayo P. Echocardiography in the critically ill: an overview// De Backer D, Cholley B, Slama M, et al. Hemodynamic monitoring using echocardiography in the critically ill. New York: Springer, 2011: 1–7.

SECTION 3
第3部分

心肺相互作用

Heart Lung Interactions

第 8 章
心肺相互作用

Antoine Vieillard-Baron

心肺相互作用评估是危重患者血流动力学评估的重要组成部分，尤其对于一些需要进行机械通气的患者。对于脉搏压变化显著的休克患者，经食管超声可用于检查脉搏压变化的病因并指导临床治疗（图 8.1，图 8.2）。

以下提出的处理程序本身并未进行严格验证，但都是基于该领域的生理学和临床研究，以及作者自身的经验总结。

当以脉搏压变化作为危重患者病情的预警信号时，前面提到的处理程序中需要获取四个心脏超声切面（图 8.3~ 图 8.6）及相应的指标。

A. Vieillard-Baron(✉)
Surgical and Medical ICU, University Hospital Ambroise Paré, APHP, Boulogne-Billancourt, France
e-mail: antoine.vieillard-baron@aphp.fr

M.Slama(ed.), *Echocardiography in ICU*,
https://doi.org/10.1007/978-3-030-32219-9_8

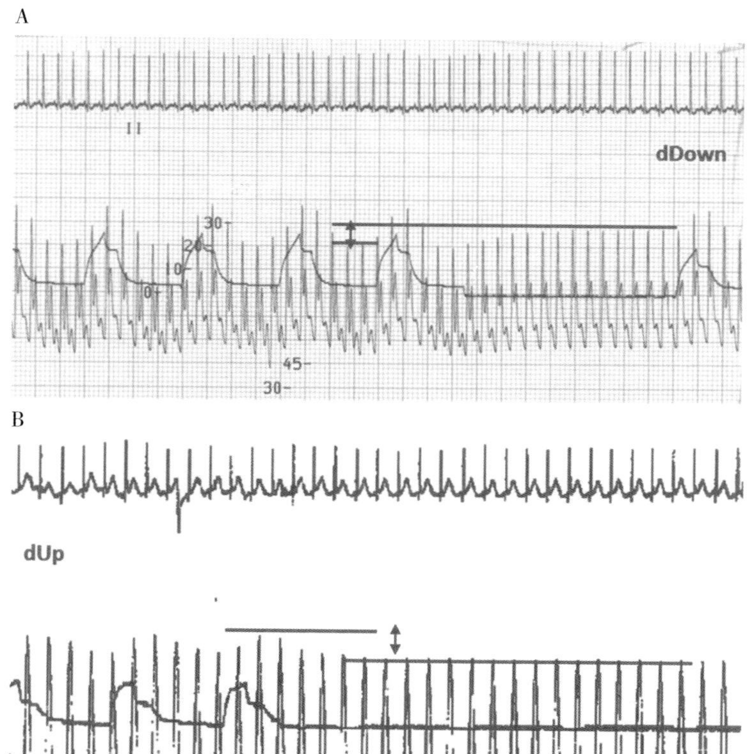

图 8.1　脉搏压变化。（A）dDown 效应，（B）dUp 效应（译者注：dUp 效应是指机械通气吸气早期引起的收缩压升高；dDown 是随后的收缩压降低）

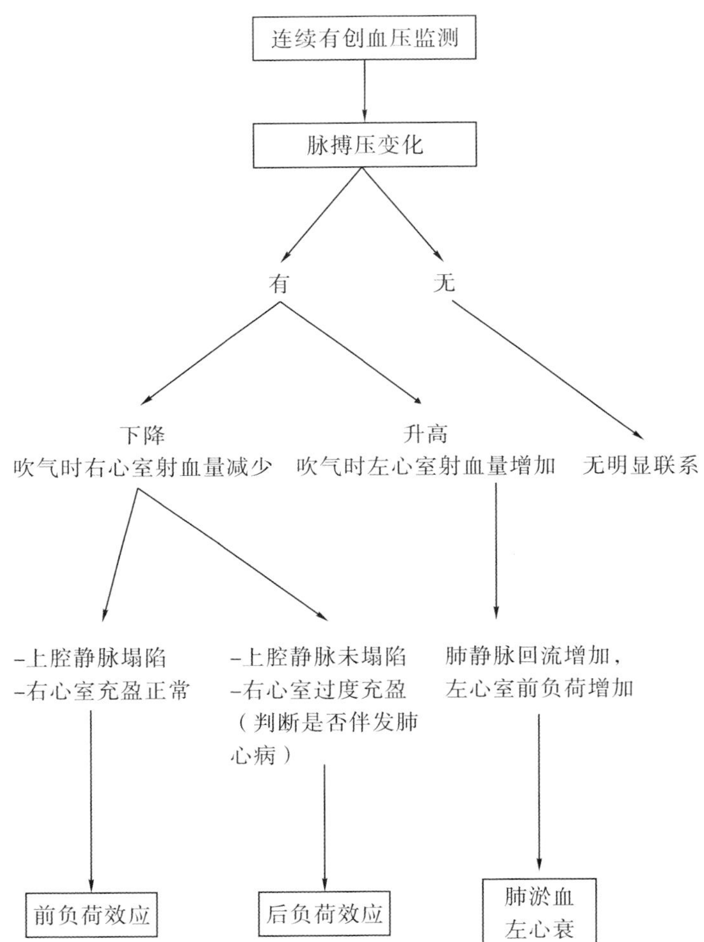

图 8.2　脉搏压出现变化后的处理程序

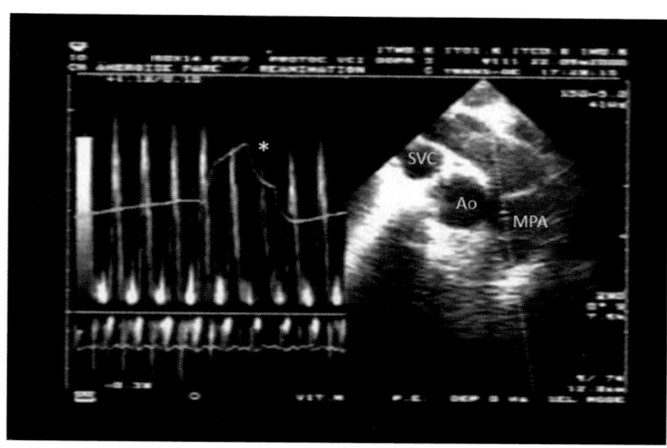

图 8.3　食管上段横切面，超声探头距离牙弓 25~30cm。此时应将脉冲多普勒的取样框置于肺动脉内以记录右心室每搏量随呼吸周期的变化。当出现 dDown 时，可以观察到潮汐通气量出现明显下降（*）。SVC：上腔静脉；Ao：升主动脉；MPA：肺动脉主干

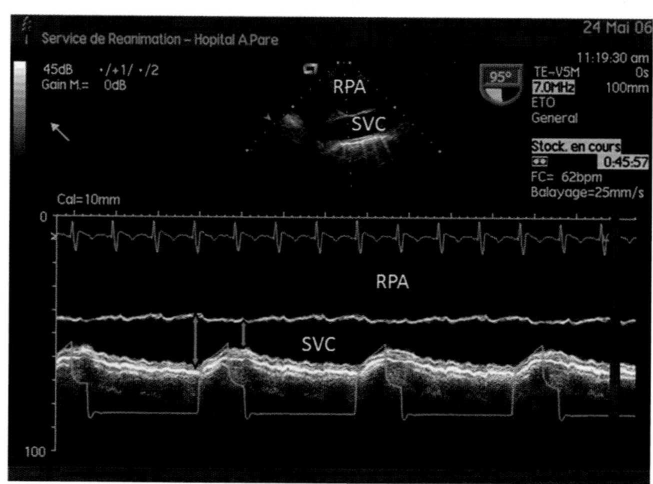

图 8.4　上腔静脉长轴切面。潮汐通气过程中上腔静脉部分或完全塌陷时，血流动力学表现可能会随着液体补充而有所改善。这反映了辅助通气中的“前负荷效应”。RPA：右肺动脉；SVC：上腔静脉

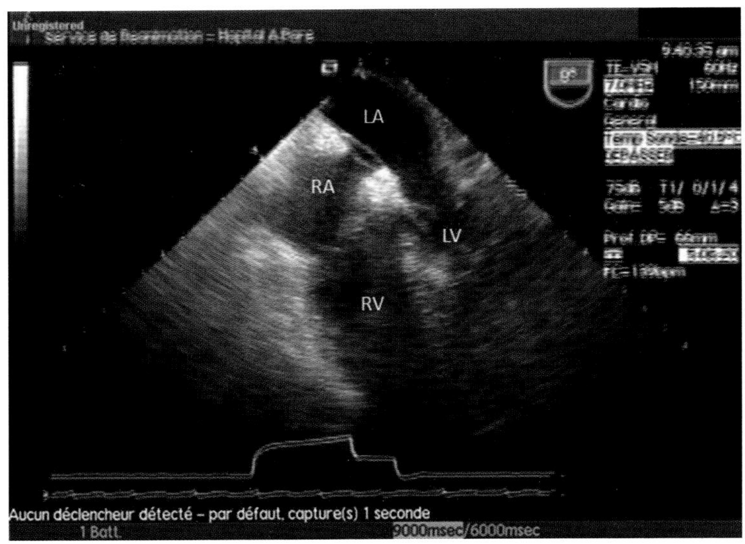

图 8.5　食管中段横切面，超声探头距离牙弓 30~35cm。此切面可以测量右心室的内径。在发生 dDown 效应时，机械通气会引起“后负荷效应”，此时上腔静脉随呼吸运动无明显变化且右心室充血扩张（可根据图像直接观察得到，或者舒张末期右心室与左心室面积比值高于 0.6）。此时，血流动力学不会随着补液而改善，因此需要增强右心功能。LA：左心房；LV：左心室；RA：右心房；RV：右心室

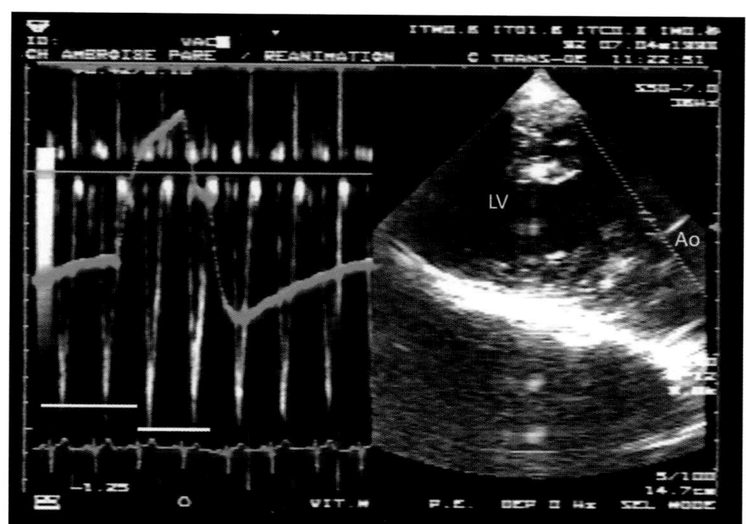

图 8.6　经胃部横切面观察左室流出道，超声探头距离牙弓 40~45cm。在这个切面上，将声束旋转 100°~110°，脉冲多普勒取样框应置于左室流出道。当存在单纯 dUp 时，可以观察到潮汐通气期间左心室每搏量增加，同时上腔静脉和右心室充盈状态不随呼吸运动发生变化。这通常是潮汐通气引起大量血流进入肺循环，并导致肺静脉回流和左心室前负荷增加，患者呼吸状态可能会随着循环血量减少而发生改善。LV：左心室

多选题

1. 在 dDown 出现时，经食管超声可以观察到：

A. 右心室充盈扩张。

B. 右心室每搏量随呼吸运动发生变化。

C. 呼气相上腔静脉完全塌陷。

D. 吹气（呼吸机）时上腔静脉完全塌陷。

E. 大量二尖瓣返流。

答案：A，D

2. 分析上腔静脉时：

A. 需要经食管超声心动图。

B. 需要经胸超声心动图。

C. 肋下切面最佳。

D. 必须经食管上段切面。

E. 必须使用脉冲多普勒。

答案：A，D

3. 出现 dUp 的患者经食管超声心动图检查可能发现：

A. 吸气相上腔静脉塌陷。

B. 急性肺心病。

C. 通气时肺静脉回流增加。

D. 呼气相左心室每搏量增加。

E. 通气时左心室每搏量增加。

答案：C，E

推荐阅读

[1] Jardin F, Farcot JC, Gueret P, et al. Cyrclic changes in arterial pulse during respiratory support. Circulation, 1983, 68: 266–74.

[2] Massumi R, Mason D, Zakauddin V, et al. Reversed pulsus paradoxus. N Engl J Med, 1976, 289: 1272–5.

[3] Michard F, Boussat S, Chemla D, et al. Relation between respiratory changes in arterial pulse pressure and fluid responsiveness in septic patients. Am J Respir Crit Care Med, 2000, 162: 134–8.

[4] Perel A, Pizov R, Cotev S. Systolic blood pressure variations is a sensitive indicator of hypovolemia in ventilated dog subject to graded hemorrhage. Anesthesiology, 1987, 67: 498–502.

[5] Versprille A. The pulmonary circulation during mechanical ventilation.

Acta Anaesthesiol Scand, 1990, 34: 51–62.

[6] Vieillard-Baron A, Chergui K, Augarde R, et al. Cyclic changes in arterial pulse during respiratory support revisited by Doppler echocardiography. Am J Respir Crit Care Med, 2003, 168: 671–6.

SECTION 4

第 4 部分

血流动力学评价

Hemodynamic Evaluation

第 9 章
补液量和补液反应

Michel Slama

液体疗法是血流动力学复苏的基础。过度补液会导致呼吸窘迫综合征和感染性休克患者的预后不良。同样，血容量减少也会引起组织灌注不足，应通过扩容的方式予以纠正。因此，可以将扩充血容量理解为一种疗法，对于用量应进行严格限制。组织灌注不足时应考虑及时进行扩容，由于机体对补液产生的临床指征欠缺灵敏度和特异性，因此需要利用超声心动图的检测指标以更好的评估机体对于补液量的需求。

9.1　基于前负荷评估的静态指标

前负荷是指心室在舒张末期的容积。心室前负荷与每搏量之间的关系可以用 Franck-Starling 机制进行描述。利用超声心动图测量流体静态指标是评估心脏前负荷的

电子补充材料见本章的线上版本（https://doi.org/10.1007/978-3-030-32219-9_9）。

M. Slama(✉)
Medical ICU, CHU Sud, Amiens, France
e-mail: slama.michel@chu-amiens.fr

M.Slama(ed.), *Echocardiography in ICU*,
https://doi.org/10.1007/978-3-030-32219-9_9

基础（框表 9.1）。如果心脏前负荷很小，那么补液扩容可以有效增加心脏每搏量和心排量（患者补液有效）。相反，当前负荷很大，此时通过补液来改变心脏前负荷就不会对心脏每搏量和心排量产生影响（患者补液无效）。

框表 9.1 补液反应有效的静态参数

左心室：左心室内径小，直径（胸骨旁长轴切面，M 型或者 B 型超声进行测量）：女性 <3.9cm，2.4cm/m^2，男性 <4.2cm，2.2cm/m^2；面积（胸骨旁短轴切面）：<5.5cm/m^2，容积（心尖长轴切面，Simpson 法测量）：女性 <56ml，<35ml/m^2；男性 <67ml，<35ml/m^2。

左心室运动亢进：可以观察到心室运动亢进，收缩期心室壁贴合，测量参数：射血分数（心尖长轴切面）>70%，缩短率 >45%（女性），>43%（男性）。

假性左心室肥厚：左心室腔小而心室壁相对较厚，但心室质量的计算结果属于正常值。

左心室流出道梗阻：伴收缩期前向运动，主动脉瓣提前关闭，连续波多普勒超声显示左心室流出道血流受阻（心尖五腔切面；由于观察难度高应谨慎评估血流变化）。阳性预测价值高（图 9.1）（案例 3，录像 1：心尖四腔切面观察到左心室室壁收缩期贴合伴梗阻）。

右心室偏小：（案例 1，录像 1~3：左心室运动亢进伴收缩期心室壁贴合分别通过胸骨旁长轴、短轴和心尖四腔切面进行观察）（案例 4，录像 1：血容量过低、收缩期心室壁贴合胸骨旁短轴切面）：左心房和右心房。

下腔静脉偏小：呼气相直径≤ 10mm（≥ 27mmHg 说明输液无效，10~27mmHg 无法明确输液是否有效）。预测价值高（案例 4，录像 1：吸气相下腔静脉血容量过低）。

9.2 基于心肺相互作用机制预测补液反应的动态参数

动态参数采用一些动作来检验 Franck-Starling 关系。当我们记录吸气和呼气运动时下腔静脉、上腔静脉和主动脉血流的变化后，可以通过心肺相互作用机制评估补液反应。其他的参数则不是基于心肺相互作用机制的，例如下肢被动抬高；给予最小补液量后增加心脏前负荷，通过测量左心室射血功能来评估心脏的反应（主动脉血流频谱面积、每搏量、心排量）（表 9.1，表 9.2）。

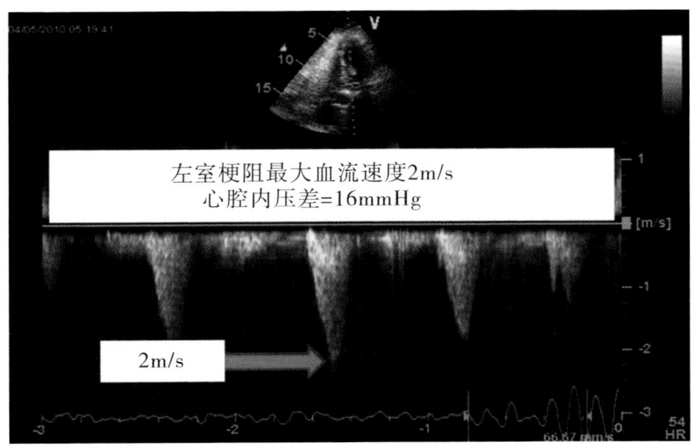

图 9.1 左心室流出道梗阻

表 9.1　基于心肺相互作用机制预测补液反应的动态参数

参数	观察技术方法	经胸超声 / 经食管超声	机械通气 / 自主呼吸	计算公式	补液有效	不足
下腔静脉扩张指数（图 9.2）	使用 M 型超声，从剑突下切面观察，距离右心房 2~3cm，注意避开肝下静脉	经胸超声	机械通气	（IVCexp-IVCinsp）/ IVC exp	>13%	高呼气末正压，低潮气量，过度吸气，肺过度膨胀，腹压增大，下腔静脉随呼吸运动发生平移，下腔静脉血栓受压等
下腔静脉塌陷指数（图 9.3）	使用 M 型超声，从剑突下切面观察，距离右心房 2~3cm，注意避开肝下静脉	经胸超声	自主呼吸 自主呼吸深吸气，在 5s 内将水柱高度提高 5~10cm	（IVCexp-IVCinsp）/ IVCexp （IVCexp-IVCinsp）/ IVCexp	>45% >50%	高呼气末正压，低潮气量，过度吸气，肺过度膨胀，腹压增大，下腔静脉随呼吸运动发生平移，下腔静脉血栓受压等
呼吸运动对主动脉血流的影响（图 9.4）	将脉冲多普勒取样框置于主动脉瓣下方	经胸超声或经食管超声	机械通气	（Vmax-Vmin）/Vmean （aoVTImax-aoVTImin）/ aoVTImax	>13% > 20%	心律不齐，右心室扩张或功能障碍，低潮气量，高腹压

续表

参数	观察技术方法	经胸超声 / 经食管超声	机械通气 / 自主呼吸	计算公式	补液有效	不足
上腔静脉塌陷指数（图 9.5）	使用 M 型超声垂直测量	经胸超声	机械通气	（SVCmax-SVCmin）/ SVCmax	>21%	低潮气量
呼气末	观察记录主动脉血流	经胸超声	机械通气	aoVTI 呼气末前后变化	>10%	无
呼气末吸气动作	观察记录主动脉血流	经胸超声	机械通气	aoVTI 百分比变化	>13%	无

VTI：速度 – 时间积分；IVC：下腔静脉；SVC：上腔静脉；V：速度；exp：呼气；insp：吸气；max：最大；min：最小；mean：平均；ao：主动脉

表 9.2　不基于心肺相互作用机制预测补液反应的动态参数

参数	观察技术方法	经胸超声 / 经食管超声	机械通气 / 自主呼吸	计算公式	补液有效	不足
被动下肢抬高（图 9.6）	将病床从半卧位调整为仰卧位，同时下肢抬高。1min 后测量速度时间积分、每搏量、心输出量或心指数	经胸超声 / 经食管超声	机械通气 / 自主呼吸	（aoVTI before-aoVTI during）/ aoVTI before	>10%	腹压过高，弹力袜，警惕颅内压增高的患者
最小补液量试验	1min 内输入 100ml 高渗羟乙基淀粉，测量主动脉血流速度时间积分	经胸超声	机械通气 / 自主呼吸	（aoVTI before-aoVTI during）/ aoVTI before	≥ 10%	无
	50ml 晶体溶液				≥ 10%	无
快速补液	在 10~15min 内扩容 250~500ml	经胸超声 / 经食管超声	机械通气 / 自主呼吸	（aoVTIbefore-aoVTI during）/ aoVTI before	>15%	无

aoVTI：主动脉速度时间积分；before：之前；during：过程中

右心室扩张和功能障碍是液体扩容的禁忌证（框表 9.2）。

框表 9.2 停止扩容的时机？

停止扩容的时机？

已经实现预期的临床目标。

组织低灌注的生物学或者临床指征消失。

超声心动图检查显示补液无效。

快速补液后每搏量和心排量均未发生变化。

临床指征显示患者无法继续耐受补液。

超声心动图显示左心室充盈压过高或右心室功能障碍。

肺部超声显示 B 线。

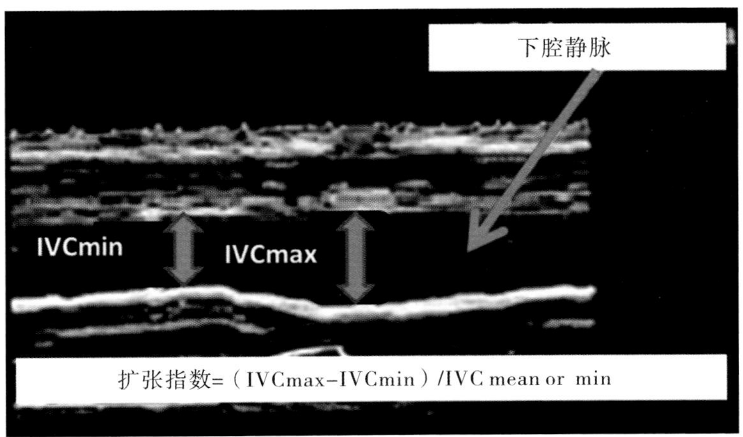

图 9.2 机械通气患者的下腔静脉扩张指数计算。IVCmax：下腔静脉最大径；IVCmin：下腔静脉最小径

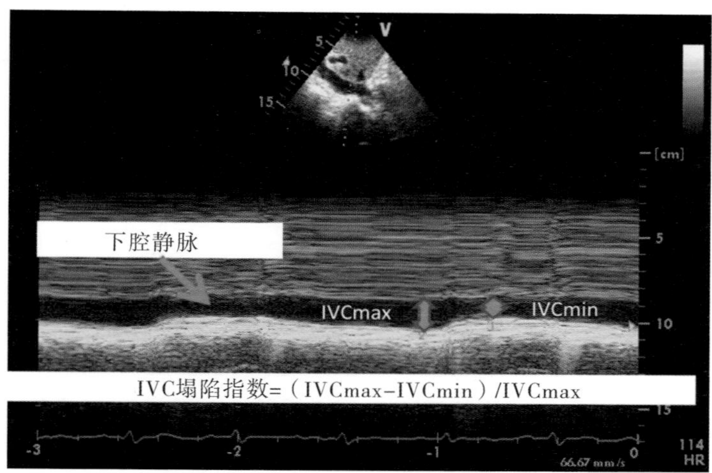

图 9.3 自主呼吸患者的下腔静脉塌陷指数计算。IVCmax：下腔静脉最大径；IVCmin：下腔静脉最小径

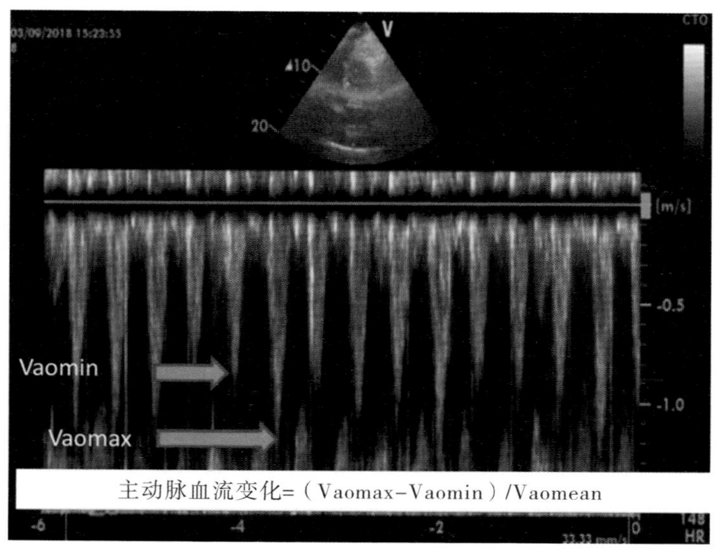

图 9.4 检测主动脉血流随呼吸运动的变化。直接测量血流最大和最小速度，平均流速为两者之和的一半。Vaomax：主动脉最大血液速度；Vaomin：主动脉最小血流速度；Vaomean：主动脉平均血流速度

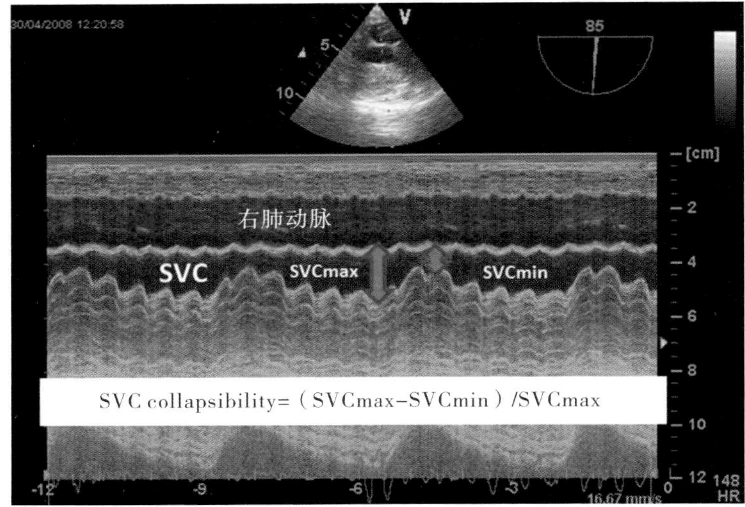

图 9.5 上腔静脉塌陷指数计算。SVC collapsibility：上腔静脉塌陷指数；SVCmax：上腔静脉最大径；SVCmin：上腔静脉最小径

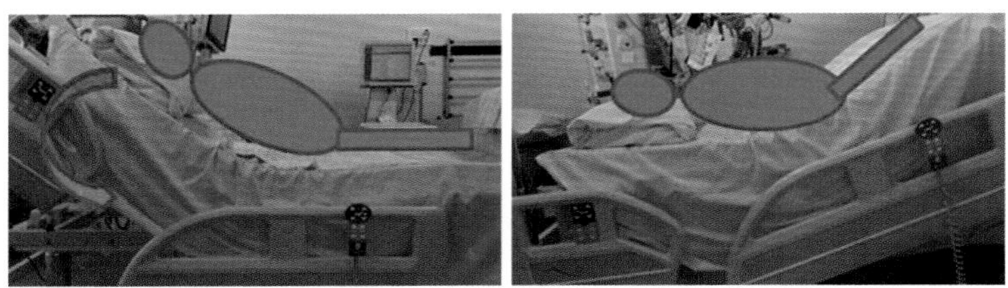

图 9.6 被动下肢抬高

多选题

1. 以下可以预测脓毒血症伴休克患者补液有效的是：

A. 左室流出道梗阻。

B. 左心室扩大。

C. 下腔静脉缩小。

D. 左心室运动减退。

E. 左心室室壁收缩期贴合。

答案：A，C，E

2. 心房纤颤时，我们应该用于评估补液反应的参数是：

A. 主动脉血流随呼吸运动的变化。

B. 主动脉血流速度时间积分随呼吸运动的变化。

C. 上腔静脉随呼吸运动的变化。

D. 二尖瓣瓣口血流速度随呼吸运动的变化。

E. 三尖瓣反流速度。

答案：C

3. 被动下肢抬高动作：

A. 对于预测补液反应很有价值。

B. 自主呼吸患者无法进行。

C. 不能用于机械通气患者。

D. 当患者腹压升高时会影响其指导意义。

E. 心房纤颤时不能使用。

答案：A，D

4. 当患者进行机械通气时，我们可以用于评估补液反应的是：

A. 上腔静脉扩张指数。

B. 下腔静脉扩张指数。

C. 上腔静脉塌陷指数。

D. 下腔静脉塌陷指数。

E. 被动下肢抬高。

答案：B，D，E

案 例

案例 1:

录像 1：脓毒血症休克伴严重血容量不足患者的胸骨旁长轴切面。左心室容积小，运动亢进，伴有收缩期室壁贴合。

录像 2：脓毒血症休克伴严重血容量不足患者的胸骨旁短轴切面。左心室容积小，运动亢进，伴有收缩期室壁贴合。

录像 3：脓毒血症休克伴严重血容量不足患者的心尖四腔切面。左心室容积小，运动亢进，伴有收缩期室壁贴合。

案例 2:

录像 1：休克患者进行机械通气的下腔静脉剑突下切面。下腔静脉几乎完全塌陷，吸气时下腔静脉进一步缩小。

案例 3:

录像 1：脓毒血症伴休克患者的心尖四腔切面。我们可以观察到左心室肥大，伴流出道梗阻和二尖瓣收缩早期运动。

案例 4:

录像 1：胸骨旁短轴切面。患者血容量严重过低，收缩期左心室室壁贴合。

推荐阅读

[1] Boissier F, Razazi K, Seemann A, et al. Left ventricular systolic dysfunction during septic shock: the role of loading conditions. Intensive Care Med, 2017, 43 (5): 633–42.

[2] Lang RM, Badano LP, Mor-Avi V, et al. Recommendations for cardiac chamber quantification by echocardiography in adults: an update from the American Society of Echocardiography and the European Association of Cardiovascular Imaging. J Am Soc Echocardiogr, 2015, 28 (1): 1–39.

[3] Muller L, Toumi M, Bousquet PJ, et al. An increase in aortic blood flow after an infusion of 100ml colloid over 1 minute can predict fluid responsiveness: the mini-fluid challenge study. Anesthesiology, 2011, 115 (3): 541–7.

[4] Slama M, Maizel J. Assessment of fluid requirements: fluid responsiveness//De Backer D, Cholley B, Slama M, et al. Hemodynamic monitoring using echocardiography in the critically ill. Berlin: Springer, 2011: 31–69.

[5] Slama M, Tribouilloy C, Maizel J. Left ventricular outflow tract obstruction in ICU patients. Curr Opin Crit Care, 2016, 22 (3): 260–6.

[6] Wu Y, Zhou S, Zhou Z, et al. A 10-second fluid challenge guided by transthoracic echocardiography can predict fluid responsiveness. Crit Care, 2014, 18 (3): R108.

第 10 章 左心室整体和局部收缩功能及心输出量

Daniel De Backer

对左室功能和心输出量的评价的关键是血流动力学测量。

10.1 简　介

尽管在生理学上存在联系，但心输出量和左室功能可能并不相关：在心脏功能不良的患者中，由于后负荷减少以及前负荷增加，心输出量可能有所保留。另一方面，即使心脏收缩功能尚可，在后负荷增加或前负荷减少的情况下，心输出量仍可能减低。因此，在测量心输出量时，应当评价心脏的前负荷、后负荷和收缩功能。当测量收缩功能时，也应当测量每搏量和心输出量来评价收缩功能不良的后果。

D. De Backer(✉)
Department of Intensive Care, CHIREC Hospitals, Université Libre de Bruxelles, Brussels, Belgium
e-mail: ddebacke@ulb.ac.be

M.Slama(ed.), *Echocardiography in ICU*,
https://doi.org/10.1007/978-3-030-32219-9_10

很多心脏收缩功能指标是前负荷和后负荷敏感的。因此同时评价心脏前负荷、后负荷、收缩功能和心输出量是十分有用的。

10.2　测量心输出量

心输出量是每搏量与心率的乘积。使用超声心动图测量每搏量。

最常用也是最准确的方法是通过测量左室流出道的血流速度。每搏量通过将左室流出道的面积（cm^2）与主动脉血流的速度时间积分（cm）相乘得到（图 10.1）。应当仔细测量左室流出道内径，因为即使是小误差也将被平方放大，同时也应注意声束和血流方向是否对齐。最好将 3~5 次测量结果进行平均。主动脉狭窄和动态左室流出道梗阻可能会影响测量的可靠性。相似地，明显的主动脉反流将影响每搏量测量，因为部分搏出血流将返回左室。

每搏量还可以通过测量舒张末和收缩末期容积得到（常用 Simpson 法）。该方法可靠性略差，因此只有当其他方法无法测量时使用。它受到主动脉和二尖瓣反流的影响，但不受主动脉狭窄的影响。

房颤时每搏量不断变化，心输出量的测量更加复杂。在房颤情况下，应当将 10~13 个连续心动周期的测值进行平均。

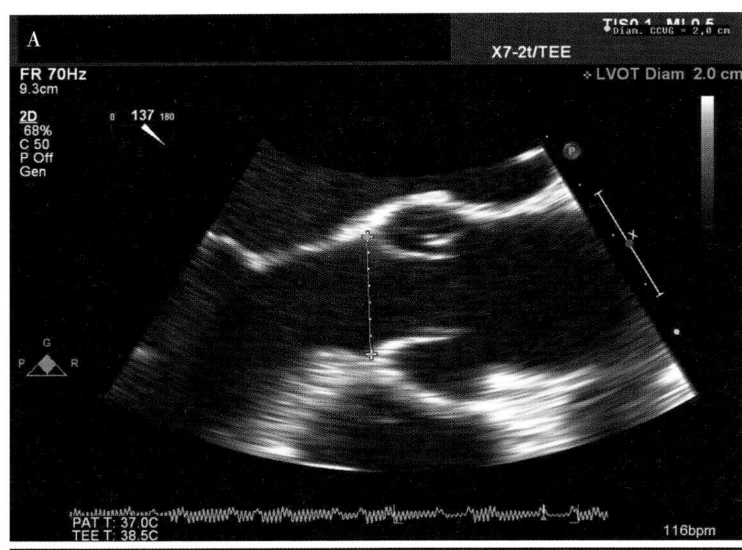

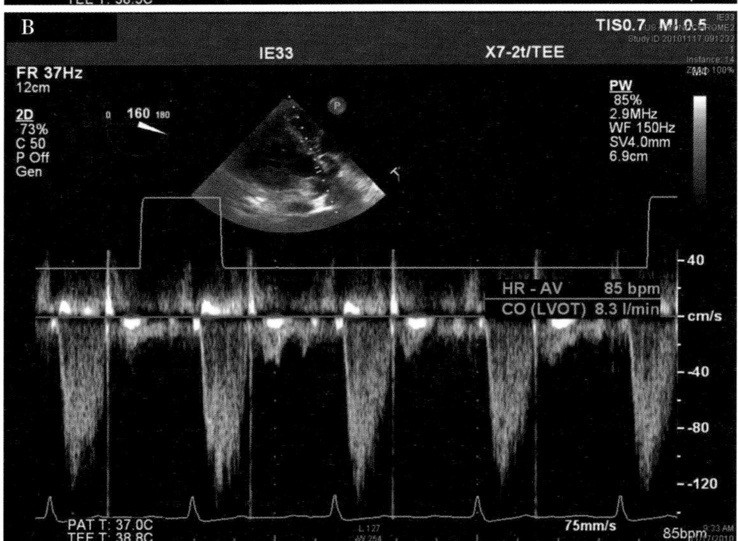

图 10.1　测量心输出量。A. 测量左室流出道内径；B. 测量主动脉血流速度时间积分。心输出量计算为：3.141 6×（左室流出道内径 /2）^{2}× 主动脉血流速度时间积分 × 心率

10.3　左心室收缩功能评价

有多种方法评价左室收缩功能（表 10.1）。

表 10.1　评价左室收缩功能的方法

测量	经胸切面	经食管切面	说明
射血分数			
– 面积变化分数（测量或肉眼估计）	胸骨旁短轴	经胃短轴	Nl>60% 轻度 40%~50% 中度 30%~40% 重度 <30%
–Simpson 法 二尖瓣环位移	心尖两腔和四腔	中食道长轴	Nl>60% 轻度 40%~50% 中度 30%~40% 重度 <30%
二尖瓣环位移			
– 二尖瓣环收缩期位移 –S 波	心尖四腔（时间运动模式） 心尖四腔（TDI）	中食道长轴（时间运动模式） 中食道长轴（TDI）	Nl>11mm 重度 <6mm Nl>10 （间隔段）8 （中间段）9 （平均）cm/s
二尖瓣反流 dP/dT	心尖四腔（CW）	中食道长轴（CW）	Nl 1200mmHg/s
斑点追踪（长轴应变）	心尖二、三、四腔	无	Nl>–20% 重度 <–10%

Nl：正常；TDI：组织多普勒；CW：连续波多普勒；MAPSE：二尖瓣环收缩期位移

10.3.1 射血分数

射血分数是每搏量和舒张末期容积之比，有多种测量方法。大部分测量方法的主要局限性在于超声心动图是从二维切面进行测定。短轴缩短率是舒张末期内径与收缩末期内径之差与舒张末期内径的比值，所有内径均由时间运动模式测量。只有当各方向的心肌收缩一致，短轴缩短率才可靠。射血分数可以从乳头肌水平的面积变化百分率获得。面积变化率既可以通过描记收缩末期和舒张末期的心内膜边界获得，也可以通过肉眼观察估计。很多研究显示肉眼估计是可靠的。需要注意的是，应当在乳头肌水平测量，该处的测量能够代表心室的缩短（从心底到心尖左室的缩短逐渐增加）。环向射血分数可以替代整体射血分数，因为 80%~90% 的每搏量与环向缩短有关。当心尖收缩减低时，如 TakoTsubo 心肌病，该方法的结果则不可靠。

Simpson 法是理论上最可靠的方法，它将两个正交平面估测的容积相结合（心尖两腔和四腔）。该方法使用圆盘堆积法（图 10.2），考虑了局部运动异常，其主要局限性在于心内膜描记中的小误差即可导致测量结果的明显误差。

近年来技术的发展使心内膜边界自动探测和射血分数自动计算得以实现（图 10.3）。

10.3.2 二尖瓣环收缩期位移和组织多普勒

这两个指标对二尖瓣环收缩期运动进行评价，其中 M 型超声测量二尖瓣环收缩期位移，组织多普勒测量 S 波（图 10.4）。

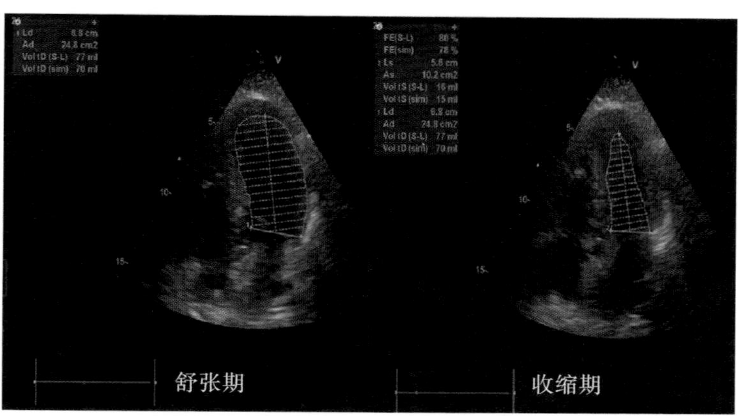

图 10.2　Simpson 法测量射血分数

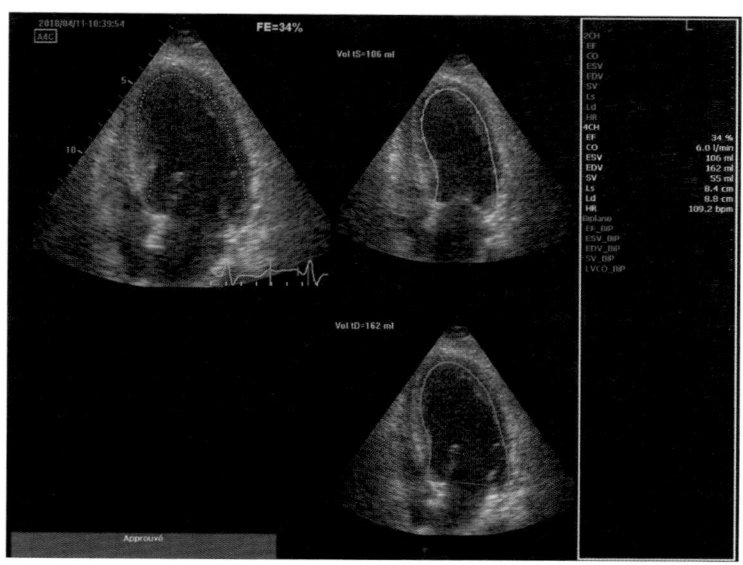

图 10.3　自动边界识别测量射血分数，该方法采用 Simpson 法，结合边界自动识别

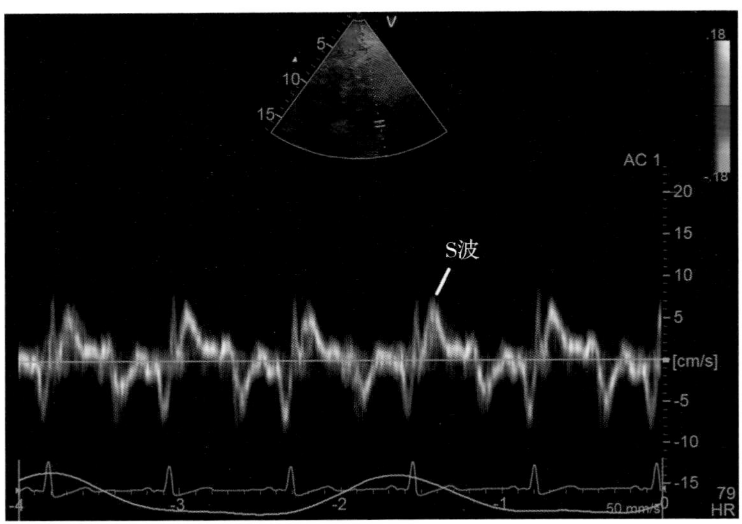

图 10.4　二尖瓣环侧壁组织多普勒频谱 S 波，取自心尖四腔切面

主要假设是长轴收缩反映了整体收缩功能，尽管该假设在大多数情况下成立，但在心尖运动不良时，如 Tako-Tsubo 心肌病、室壁瘤或运动不协调时并不可行。

这些测量在心尖四腔切面二尖瓣环的侧壁和间隔侧进行。

10.3.3　dP/dT_{max}

左室 dP/dT_{max} 由二尖瓣反流束获得，代表了等容收缩期左室收缩压曲线上升段导数的最大值，其在主动脉瓣开放前测量，因此与左房压力变化无关。

于心尖四腔切面采用脉冲波多普勒测得。测量压力升高的最大值，由 1m/s 到 3m/s 时间间隔计算（图 10.5）。

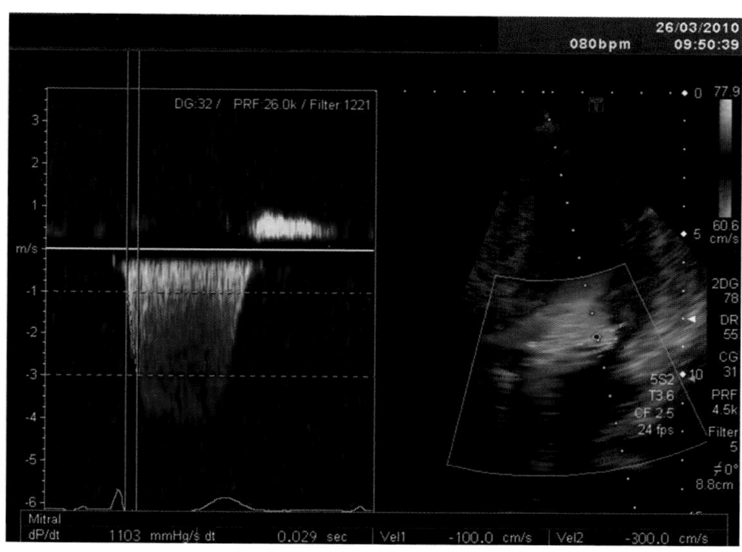

图 10.5　二尖瓣反流测量最大 dP/dT，取自心尖四腔

尽管理论上具有很好的优越性，但是该指标的不足在于常常难以获得满意的图像，能够进行这些测量的二尖瓣反流频谱。

10.3.4　斑点追踪技术整体长轴应变

斑点追踪是对回波信号或斑点，随心动周期进行追踪的技术。能够反应并定量心肌室壁运动。心肌运动发生在三个方向上：环向（沿着心脏短轴的旋转）、径向（心脏短轴方向的增厚变薄）以及长轴（沿着左室长轴方向）。应变是指给定心脏节段其最终长度与初始长度之差与初始长度的比值（L1–L0）/L0，单位是 %。整体长轴应变代表了心尖四腔切面六个心肌节段（左室间隔、心尖和下壁）长轴收缩的平均值（图 10.6）。应变是对心肌收缩活动的敏感测量技术。

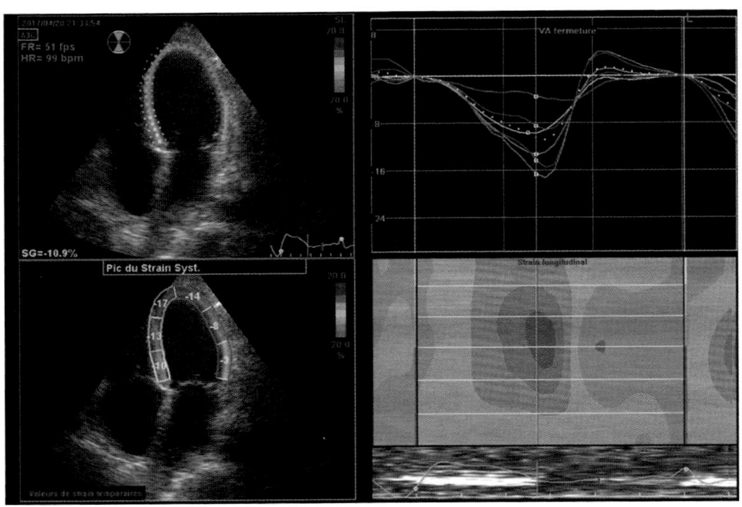

图 10.6 整体长轴应变，取自心尖四腔

为了获得整体长轴应变，需要高端超声心动图仪器，并配有特定软件，还要求专门的采集技术。此外，需要良好的心尖切面。

该技术的优势在于其包括了左室所有节段的运动。尽管应变能够检出心肌长轴收缩的微小改变，但不能评价收缩改变的后果。

10.4 实践应用

10.4.1 心输出量和主动脉 VTI

比测量可靠性更重要的是如何解释测量结果。

心输出量是同代谢需求匹配的。因此，不能单纯从数值进行判断。需要结合组织灌注的临床和生物指标。对于休克患者，高心输出量是分布性休克的特征表现，而其他类型的休克通常是低血容量。

相对于心输出量的变化，主动脉 VTI 的自发或治疗后改变更具有临床相关性。实际上，主动脉 VTI 的变化不受左室流出道内径测量误差的影响，更重要的是不受心率影响，直接反映了每搏量的变化。

10.4.2　评价左室收缩力

通常首先通过肉眼估测射血分数来评价左室收缩力。当发现显著的局部室壁运动异常时，应通过 Simpson 法测量射血分数（二维或四维），或组织多普勒测量 S 波，或进行斑点追踪测量。在能够测量的情况下，dP/dTmax 能够提供十分有价值的信息。当存在局部室壁运动异常时，应将多种测量方式相结合。当存在明显的瓣膜反流时，射血分数可能引起误判，应当采用其他方法进行测量。

推荐阅读

[1] Bergenzaun L, Ohlin H, Gudmundsson P, et al. Mitral annular plane systolic excursion(MAPSE)in shock: a valuable echocardiographic parameter in intensive care patients. Cardiovasc Ultrasound, 2013, 11: 16.

[2] De Backer D, Cholley B, Vieillard-Baron A, et al. Hemodynamic monitoring using echocardiography in the critically ill. London: Springer, 2011.

[3] Huang SJ, Ting I, Huang AM, et al. Longitudinal wall fractional shortening: an M-mode index based on mitral annular plane systolic excursion(MAPSE)that correlates and predicts left ventricular

longitudinal strain(LVLS)in intensive care patients. Crit Care, 2017, 21(1): 292.

[4] Orde SR, Pulido JN, Masaki M, et al. Outcome prediction in sepsis: speckle tracking echocardiography based assessment of myocardial function. Crit Care, 2014, 18(4): R149.

[5] Vieillard-Baron A, Charron C, Chergui K, et al. Bedside echocardiographic evaluation of hemodynamics in sepsis: is a qualitative evaluation sufficient? Intensive Care Med, 2006, 32(10): 1547–52.

第 11 章
左心室舒张功能和肺动脉楔压

Anthony McLean

在很多情况下，如左室收缩功能不良、舒张功能不良及两者并存时，或存在主动脉瓣功能不良、左室流出道梗阻时，常常要评价左室舒张末压力（left ventricular end-diastolic pressure，LVEDP），左房压（left atrial pressure，LAP），或替代指标肺动脉楔压（pulmonary artery occlusive pressure，PAOP）。在没有明显的二尖瓣疾病时，左室舒张末压和左房压几乎一致，二者均可作为评价循环状态的首要指标。超声心动图评价左房压的指标与评价舒张功能不良的指标相似，因为舒张功能不良将引起左房压升高。重症医生并不十分关心左室收缩功能不良和舒张功能不良对左房压升高的作用各是多少，而是更关注实际的压力值，以此来调整治疗。

A. McLean(✉)
Department of Intensive Care Medicine, Nepean Hospital,
University of Sydney, Sydney, NSW, Australia
e-mail: anthony.mclean@sydney.edu.au

M.Slama(ed.), *Echocardiography in ICU*,
https://doi.org/10.1007/978-3-030-32219-9_11

11.1 左房压 / 肺动脉楔压

在左室射血分数正常的情况下，用于评价患者左房压的参数包括二尖瓣 *E/A*，平均 *E/e′*，三尖瓣反流速度和左房容积。其他参数，如二尖瓣 *E* 峰减速时间和肺静脉血流波形，有时也十分有用（图 11.1）。

> **框表 11.1**
>
> 肺动脉楔压、*E/A*、*E/e′* 并不能判断液体反应性，因此不能用以决定是否扩容治疗。

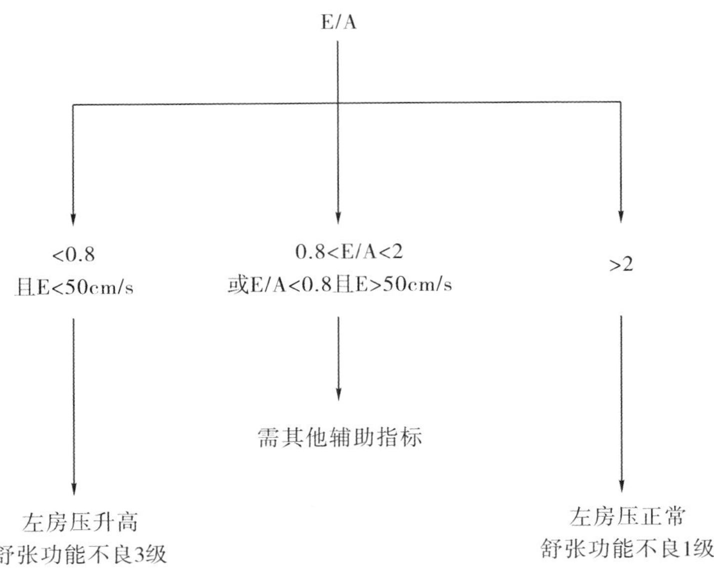

图 11.1 评价左房压 = 肺动脉楔压

框表 11.2

肺动脉楔压、*E*/*A*、*E*/*e*′应用于评价扩容的耐受性。

框表 11.3

肺动脉楔压和 *E*/*A* 用于区分急性呼吸窘迫综合征和血流动力学肺水肿。

框表 11.4

E/*A* 测量：

脉冲多普勒的取样框应放在舒张期二尖瓣尖处。测量 *E* 峰速度，计算 *E*/*A*。

框表 11.5　评价左房压或肺动脉楔压

判断左房压或肺动脉楔压升高的其他标准（应至少满足两条）：

1. 平均 *E*/*e*′（二尖瓣 E 峰速度与间隔和侧壁瓣环运动速度平均值 *e*′的比值）。

E/*e*′>15 LAP/PAOP 升高（*E*/*e*′<6 或 LAP/PAOP 正常或较低）。

2. 三尖瓣反流速度 >2.8m/s。

3. 左房容积指数 >34ml/m^2。

11.2　左心室舒张功能

在重症监护室中，由于舒张功能受损不都是由于左室充盈压升高引起的，因此使用 ASE 推荐的左室舒张功能评价方法可能有一定难度。近期一项研究表明，重症患者间隔 $e'/s'<0.86$（Nepean 比）可能是其舒张功能不良的较好指标。此外，左房并不会急性扩张。

框表 11.6

评价左室舒张：

· 侧壁瓣环 $e'<10$cm/s 和（或）间隔瓣环 $e'<8$cm/s。

· 左房扩大 >34ml/m^2。

· 无二尖瓣钙化或包含间隔或侧壁在内的节段性功能不良。

多选题

1. 关于 E/A：

A. $E/A>2$ 常与肺动脉楔压较低相关。

B. $E/A>2$ 常与肺动脉楔压升高相关。

C. 对于可疑肺水肿的患者，$E/e'>15$ 可证实为血流动力学原因。

D. 肺动脉高压常与高 E/e' 相关。

答案：B，C

2. 对于可疑急性呼吸窘迫综合征的患者：

A. E/A 通常 >2。

B. 左房扩大。

C. *E*/*e*′ 通常 <6。

D. *E*/*e*′ 通常 <15。

E. 当与容量负荷过重相关时，*E*/*e*′ 可能 >15。

答案：D，E

推荐阅读

[1] Clancy DJ, Slama M, Huang S, et al. Detecting impaired myocardial relaxation in sepsis with a novel tissue Doppler parameter(septal e′/s′). Crit Care, 2017, 21: 175–84.

[2] Nagueh SF, Simseth OA, Appleton CP, et al. Recommendations for the evaluation of left ventricular diastolic function by echocardiography. J Am Soc Echocardiogr, 2016, 29: 277–314

第 12 章 右心室功能

Antoine Vieillard-Baron

在 ICU 中遇到的许多情况中，右室衰竭可能是休克的主要机制，应用超声心动图进行系统检测。有五项超声参数是必须的，另有一些可选的参数（图 12.1~ 图 12.3）。

电子补充材料见本章的线上版本(https://doi.org/10.1007/978-3-030-32219-9_12)。

A. Vieillard-Baron(✉)
Surgical and Medical ICU, University Hospital Ambroise Paré,
APHP, Boulogne-Billancourt, France
e-mail: antoine.vieillard-baron@aphp.fr

M.Slama(ed.), *Echocardiography in ICU*,
https://doi.org/10.1007/978-3-030-32219-9_12

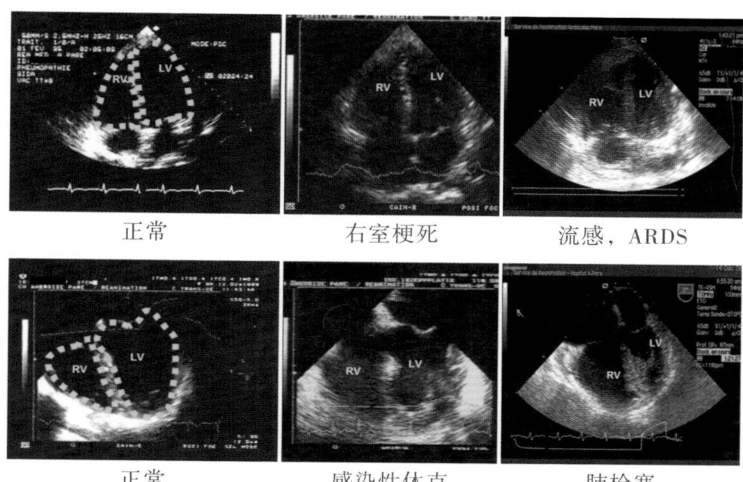

图 12.1　通过右室与左室舒张末期面积之比来评估右室大小。需在四腔切面进行观察或计算（TTE 经心尖或者 TEE 食管中段切面 0°）。当比值≤ 0.6 时，右室无扩大，保持正常的三角形；当比值 >0.6 和 <1 时右室中度扩大；当比值 >1 时右室重度扩大（右室大于左室）。右室扩大时，失去三角形形状。如果左心室扩大，右室扩大的诊断标准为右室面积 $>12\text{cm}^2/\text{m}^2$。RV：右心室；LV：左心室；ARDS：急性呼吸窘迫综合征

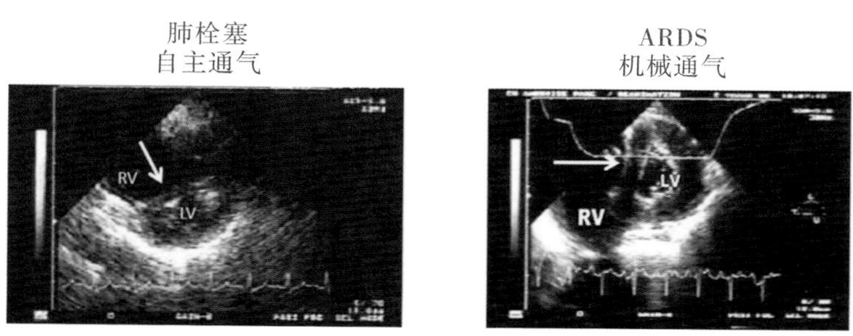

图 12.2　一例经 TTE 和 TEE 检查的病例。在短轴切面（胸骨旁或经胃）观察室间隔是否出现矛盾运动。在舒张期反映右室舒张负荷过重，在收缩末期反映右室收缩负荷过重。RV：右心室；LV：左心室；ARDS：急性呼吸窘迫综合征

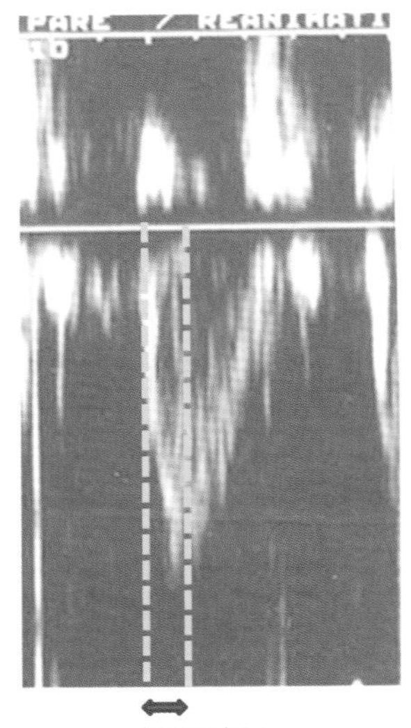

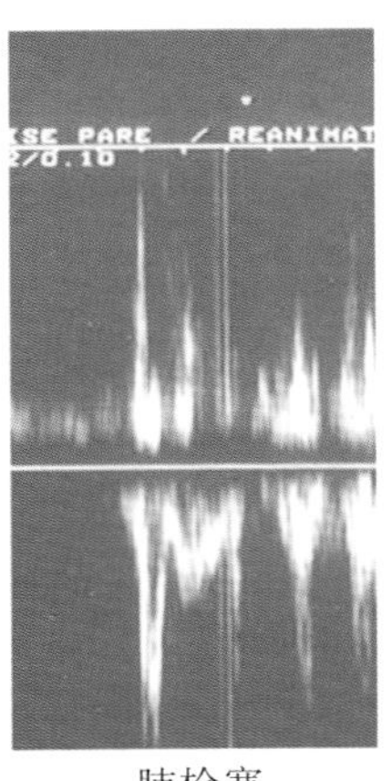

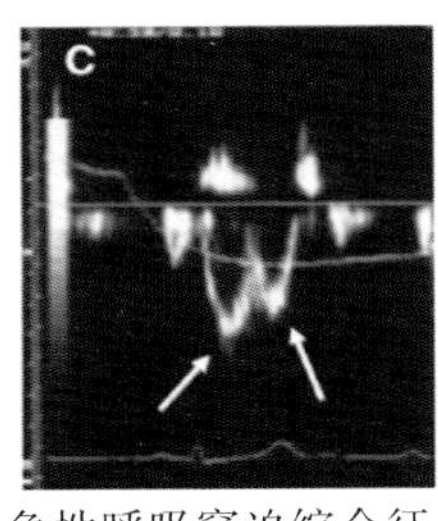

图 12.3 右室射血加速时间，是用脉搏波多普勒在胸骨旁短轴切面（TTE）或食管上段切面 0°（TEE）测量的。当加速时间低于 100ms 时强烈提示肺高压。当出现双相波形时提示有肺循环阻塞（近段的肺栓塞或远段的 ARDS）

框表 12.1　评估右心室功能的五个必要参数

五个必要的参数：

- 舒张末期右室和左室面积的比值 (RV/LV EDA) 评价右室大小。
- 短轴切面（胸骨旁或经胃）室间隔出现矛盾运动。
- 右室射血随呼吸的变化。
- 上腔静脉塌陷指数。
- 三尖瓣反流和（或）右室射血加速时间。

框表 12.2　急性或慢性肺源性心脏病？

右室扩大合并室间隔矛盾运动与慢性肺源性心脏病相关，根据下列表现判断为急性：

1. 临床病史。

2. 右室游离壁厚度 <5mm。

3. 肺动脉收缩压（SPAP）<60mmHg。SPAP 的计算使用简化的伯努利方程 $SPAP=4\times V^2+$ 右房压，其中 V 是用连续波多普勒测量的三尖瓣反流的最大速度。

还有许多其他参数被提出，从简单的到复杂的都有。它们中的大多数因为技术问题或危重患者实际应用价值较低，在临床应用受到限制（表 12.1）。简单地说，右室长轴的缩短可以用三尖瓣环侧壁位移的程度或速度来评价。前者需要联合应用二维和 M 超测量三尖瓣环收缩期位移（TAPSE）。

表 12.1　右室收缩功能可选择的参数

参数	异常值
TAPSE	<16mm
S′ 波	<11.5cm/s
FAC	<35%
应变	>–20%
dP/dt	<400mmHg/s

TAPSE：三尖瓣环收缩期位移；FAC：面积变化分数；dP/dt 是右室收缩早期产生的压力阶差，由三尖瓣反流测得

后者需要利用组织多普勒显像（TDI）测量最大收缩速度（S′波）（图 12.4）。两者都不能通过 TEE 获得。右室面积变化分数（FAC）可以通过四心腔切面（TTE 或 TEE）舒张末期面积减去收缩末期面积再除以舒张末期面积获得。近来右室长轴应变也被建议用于评价右室功能，但目前并未被推荐用于 ICU 床旁检查。

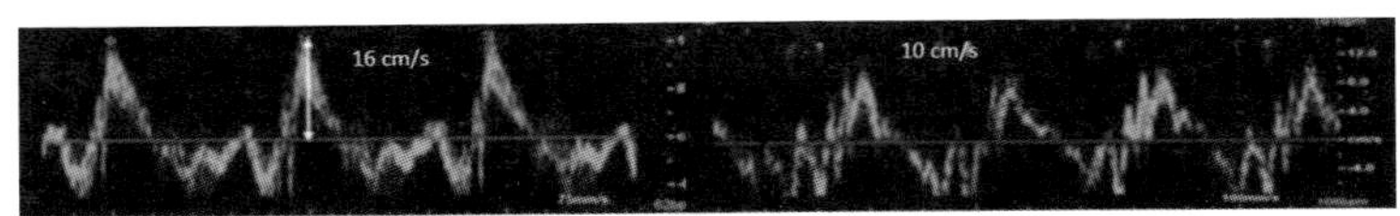

图 12.4　组织多普勒显像（TDI）测量最大收缩速度（S′波）

多选题

1. 如果是急性肺源性心脏病，超声心动图可以观察到：

A. 右心室扩大。

B. 右室射血呼吸变化消失。

C. 肺动脉收缩压大于 70mmHg。

D. 吸气时上腔静脉完全塌陷。

E. 室间隔矛盾运动。

答案：A，E

2. 下列参数中，哪些被建议用于评价右室收缩功能？

A. MAPSE。

B. TAPSE。

C. 肺动脉瓣反流 dP/dt。

D. 三尖瓣反流 dP/dt。

E. FAC。

答案：B，D，E

3. 关于右室射血，哪些说法是正确的？

A. 双相波形是大量肺栓塞的特征性图像。

B. 加速时间低于 100ms 强烈提示肺高血压。

C. 双相波形是肺循环阻塞的一个标志。

D. 加速时间低于 100ms 是正常值。

E. 评价右室射血需要用连续波多普勒。

答案：B，C

推荐阅读

[1] Jardin F, Vieillard-Baron A. Monitoring f right-sided heart function. Curr Opin Crit Care, 2005, 11: 271–9.

[2] Rudski LG, Lai WW, Afilalo J, et al. Guidelines for the echocardiographic assessment of the right heart in adults: a report from the American society of echocardiography endorsed by the European association of echocardiography, a registered branch of the European society of cardiology, and the Canadian society of echocardiography. J Am Soc Echocariogr, 2010, 23: 685–713.

[3] Vieillard-Baron A, Naeije R, Haddad F, et al. Diagnostic workup, etiologies and management of acute right ventricle failure. Intensive Care Med, 2018, 44(6): 774–90.

[4] Vieillard-Baron A. Assessment of right ventricular function. Curr Opin Crit Care, 2009, 15: 254–60.

第 13 章
肺动脉压

Daniel De Backer

肺高压在危重患者中很常见，可以由于肺动脉阻力增加导致（大多数发生于毛细血管，但也可以由于肺动脉甚至肺静脉的阻塞）或者源于左房压的增加。重要的是，虽然经常伴有右室功能不全的征象，右室功能在中度肺动脉高压时也可以保留。另一方面，右室功能在没有肺高血压时也可以有改变（例如右室心肌梗死）。

肺动脉压力的测量也有助于鉴别右室功能不全的原因。因此，肺动脉压力的评估是十分重要的，对危重患者可以使用不同的方法测量（表 13.1）。

D. De Backer(✉)
Department of Intensive Care, CHIREC Hospitals, Université Libre de Bruxelles, Brussels, Belgium
e-mail: ddebacke@ulb.ac.be

M.Slama(ed.), *Echocardiography in ICU*,
https://doi.org/10.1007/978-3-030-32219-9_13

表 13.1　肺动脉压的测量

测量	TTE 切面	TEE 切面	标准
三尖瓣反流（PAPsyst）	A4C 或 PSA	食管中段长轴或深部胃底切面	正常 25~30mmHg HTAP>35mmHg
肺瓣反流（肺动脉平均压 PAPmean）	PSA 或剑突下切面	食管上段长轴或经胃切面	正常 15~20mmHg HTAP>25mmHg
肺瓣反流（肺动脉舒张压 PAPdiast）	PSA 或剑突下切面	食管上段长轴或经胃切面	正常 10~15mmHg HTAP>20mmHg
肺动脉加速时间	PSA 或剑突下切面	食管上段长轴或经胃切面	正常 >100ms HTAP<90ms
肺动脉加速形态	PSA 或剑突下切面	食管上段长轴或经胃切面	重度肺高血压的双相血流建议

PAPsyst：肺动脉收缩压；PAPmean：肺动脉平均压；PAPdiast：肺动脉舒张压；A4C：心尖四心腔切面；PSA：胸骨旁短轴切面；ME：食管中段；UE：食管上段；HTAP：肺高血压公式，见正文

13.1　三尖瓣反流估测肺动脉收缩压

肺动脉收缩压的估测最好依靠三尖瓣反流（图 13.1）。根据简化的伯努利方程，肺动脉收缩压可以计算为 4 ×（三尖瓣反流峰值速度）^{2}+ 右房压（RAP）。当右房压是中心静脉导管测得时肺动脉压的测量更可靠。右房压还可以用下腔静脉内径及其随呼吸周期的变化半定量地估测。

三尖瓣反流应该从心尖四腔切面或胸骨旁短轴切面获得（探头的角度朝向胸部上方），使用彩色多普勒确定三尖瓣反流的位置，用连续波多普勒定量测量。多普勒信

号轮廓需要清晰，并且尽可能地减小声束与血流束的夹角（图 13.1）。

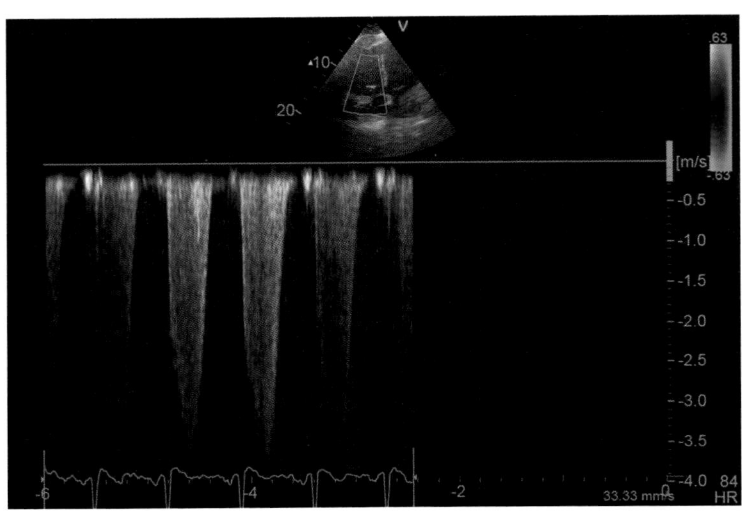

图 13.1　三尖瓣反流。三尖瓣最大反流速度 3.5m/s。由此估测肺动脉收缩压是 49mmHg+ 右房压

13.2　肺动脉瓣反流束测定肺动脉平均压和舒张压

肺动脉平均压和舒张压可以根据肺动脉瓣反流束测定（图 13.2）。肺动脉平均压和舒张压分别根据反流的峰值速度和舒张末期速度估测（图 13.2）。根据简化的伯努利方程，肺动脉平均压 =4 ×（肺动脉瓣反流峰值速度）^{2}+ 右房压，肺动脉舒张压 =4 ×（肺动脉瓣反流舒张末期速度）^{2}+ 右房压。

肺动脉瓣反流应该在胸骨旁短轴切面（探头角度朝

向胸部上方）或剑突下切面获得，用彩色多普勒定位反流位置，使用连续波多普勒进行定量测量。

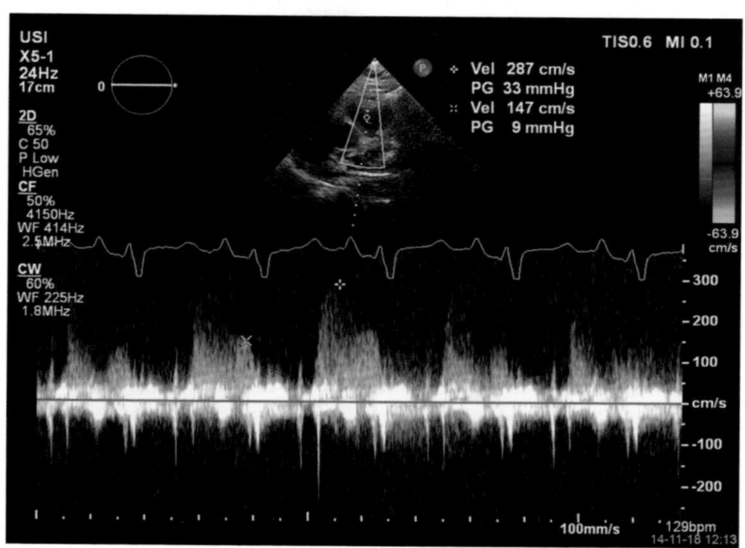

图 13.2　肺动脉瓣反流。最大速度 2.87m/s，提示肺动脉平均压 =33mmHg+ 右房压。舒张末期速度 1.47m/s，提示肺动脉舒张压 =9mmHg+ 右房压

肺瓣反流并不是总能观察到的，虽然在一般情况下，肺高血压的患者更常见些。

13.3　肺动脉血流的加速和形态学

肺动脉血流形态在肺高压时发生改变。肺动脉血流的加速时间可以用来评估肺动脉压力（图 13.3）。肺高压时速度上升更快。使用加速时间评估肺动脉收缩压的方法并不常用。

估算加速时间需要心率在每分钟 60~120 次。严重的病例中可以观察到双相血流（图 13.4）。

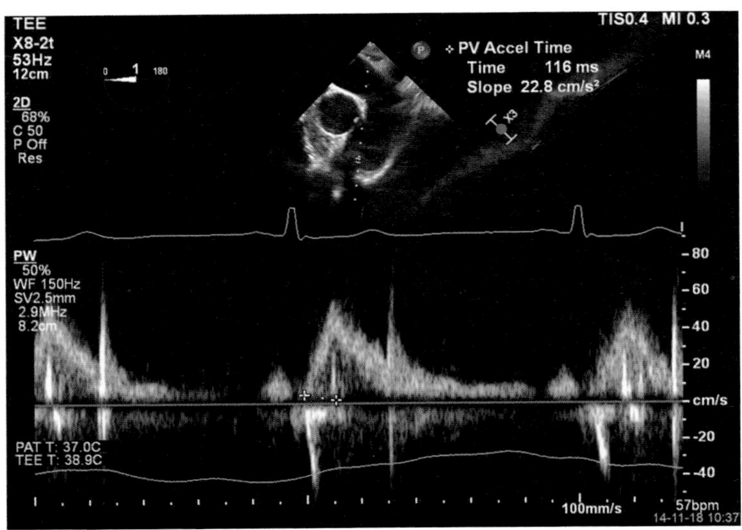

图 13.3 TEE 测量的肺水肿的肺动脉加速时间（肺血流是正向的）。加速时间为 116ms，提示肺动脉压力正常。同时需注意肺动脉血流速度的正常形态

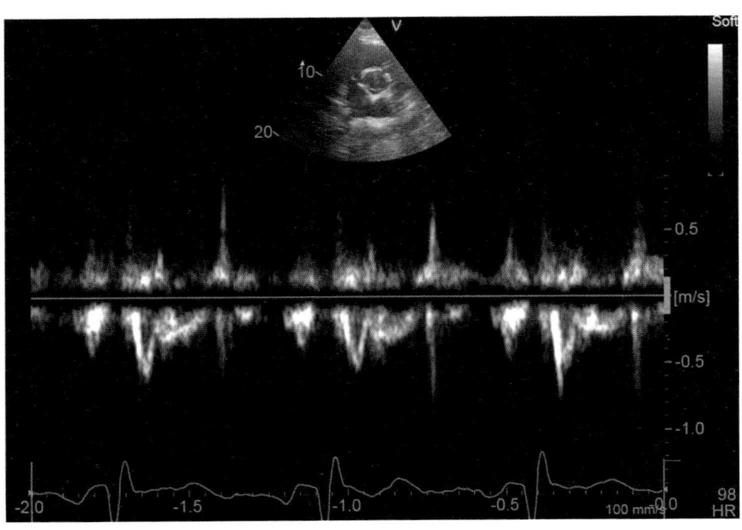

图 13.4 典型双相肺动脉血流

在胸骨旁短轴切面或剑突下切面记录肺动脉血流，应使用脉搏波多普勒，将取样容积紧邻肺动脉瓣的远端侧。

推荐阅读

[1] De Backer D, Cholley BP, Slama M, et al. Hemodynamic monitoring using echocardiography in the critically ill. New York: Springer, 2011.

[2] Jardin F, Dubourg O, Bourdarias JP. Echocardiographic pattern of acute cor pulmonale. Chest, 1997, 111(1): 209–17.

[3] Rudski LG, Lai WW, Afilalo J, et al. Guidelines for the echocardiographic assessment of the right heart in adults: a report from the American Society of Echocardiography endorsed by the European Association of Echocardiography, a registered branch of the European Society of Cardiology, and the Canadian Society of Echocardiography. J Am Soc Echocardiogr, 2010, 23(7): 685–713.

SECTION 5

第 5 部分

休　克

Shocks

第 14 章
低血容量性休克

Michel Slama

14.1 简　介

低血容量性休克通常很容易被发现，尽管如此，在许多情况下的低血容量却很难诊断。因此我们提供了一些方法以帮助临床对补液扩容进行有效的决策（图 14.1，图 14.2）。

M. Slama(✉)
Medical ICU, CHU Sud, Amiens, France
e-mail: slama.michel@chu-amiens.fr

M.Slama(ed.), *Echocardiography in ICU*,
https://doi.org/10.1007/978-3-030-32219-9_14

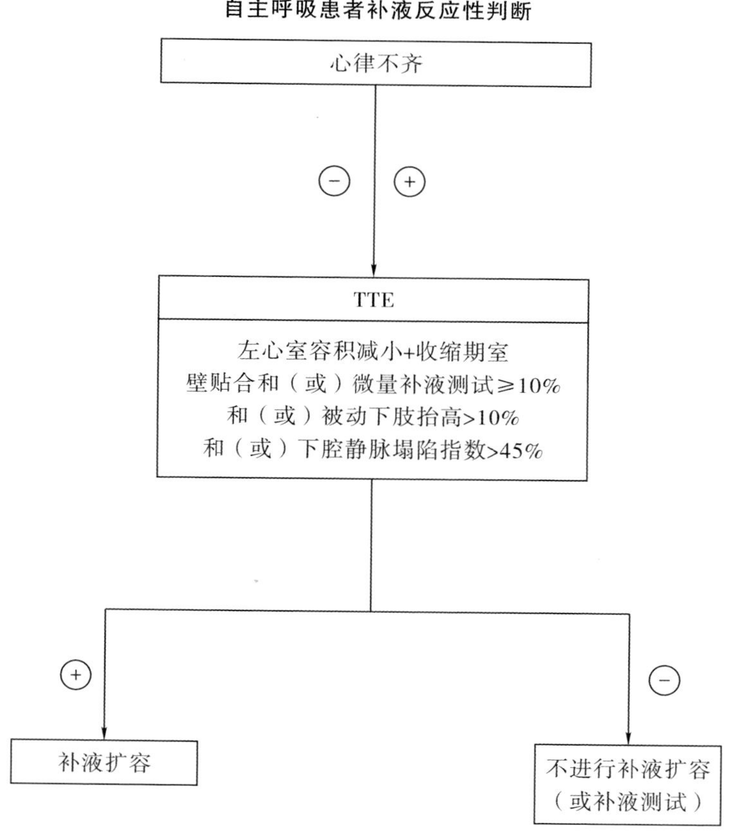

图 14.1 评估自主呼吸患者补液反应的方法

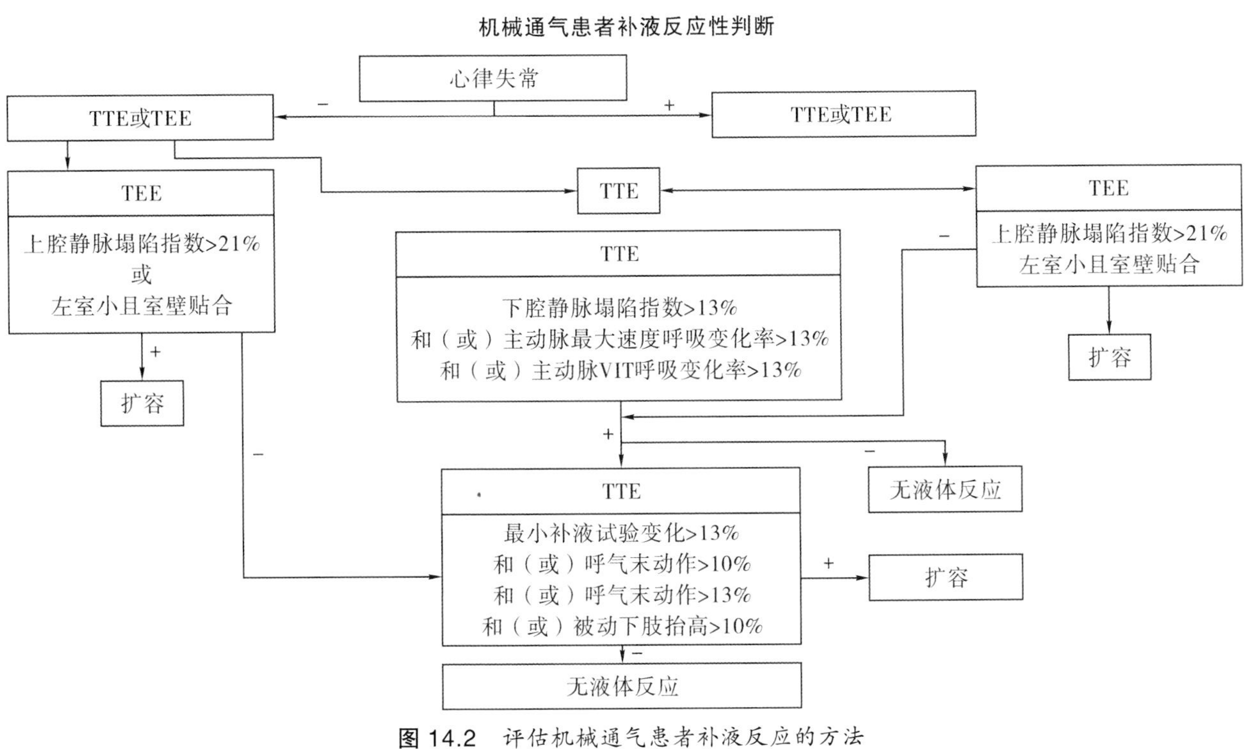

图 14.2　评估机械通气患者补液反应的方法

第 15 章
心源性休克

Anthony McLean

15.1 简　介

本章内容为临床医生提供了两种处理心源性休克的方法。

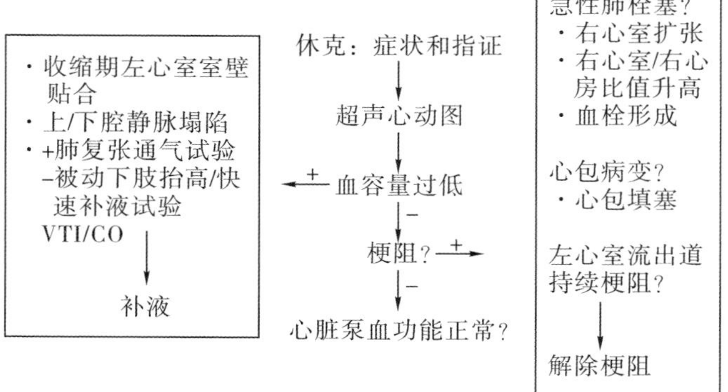

VTI：速度时间积分；CO：心输出量

A. McLean(✉)
Department of Intensive Care Medicine, Nepean Hospital,
University of Sydney, Sydney, NSW, Australia
e-mail: anthony.mclean@sydney.edu.au

M.Slama(ed.), *Echocardiography in ICU*,
https://doi.org/10.1007/978-3-030-32219-9_15

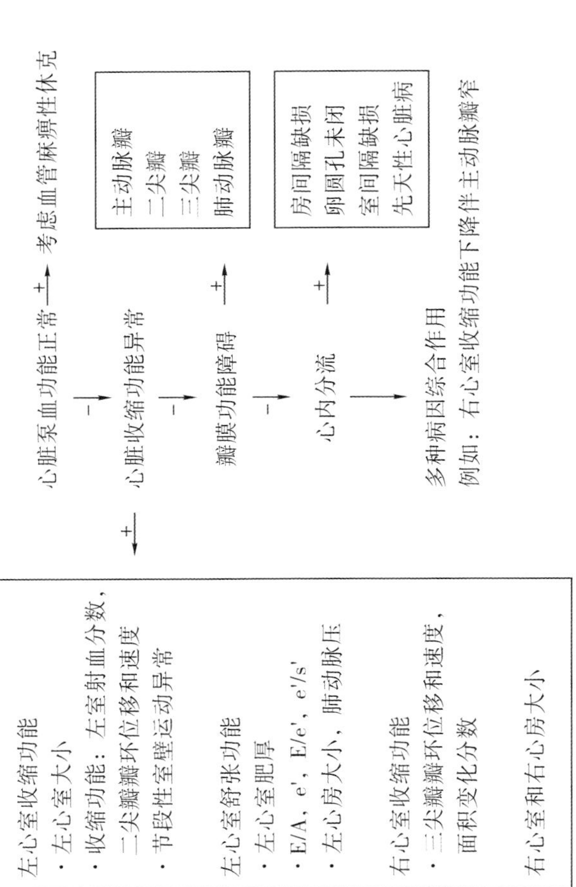

心脏泵血功能正常
考虑血管麻痹性休克
心脏收缩功能异常
左心室收缩功能
· 左心室大小
· 收缩功能：左室射血分数，
二尖瓣瓣环位移和速度
· 节段性室壁运动异常
左心室舒张功能
· 左心室肥厚
· E/A，e'，E/e'，e'/s'
· 左心房大小，肺动脉压
右心室收缩功能
· 三尖瓣瓣环位移和速度，
面积变化分数
右心室和右心房大小
瓣膜功能障碍
主动脉瓣
二尖瓣
三尖瓣
肺动脉瓣
心内分流
房间隔缺损
卵圆孔未闭
室间隔缺损
先天性心脏病
多种病因综合作用
例如：右心室收缩功能下降伴主动脉瓣狭窄

第 16 章
败血症性休克

Paul H. Mayo

败血症性休克的处理方法。

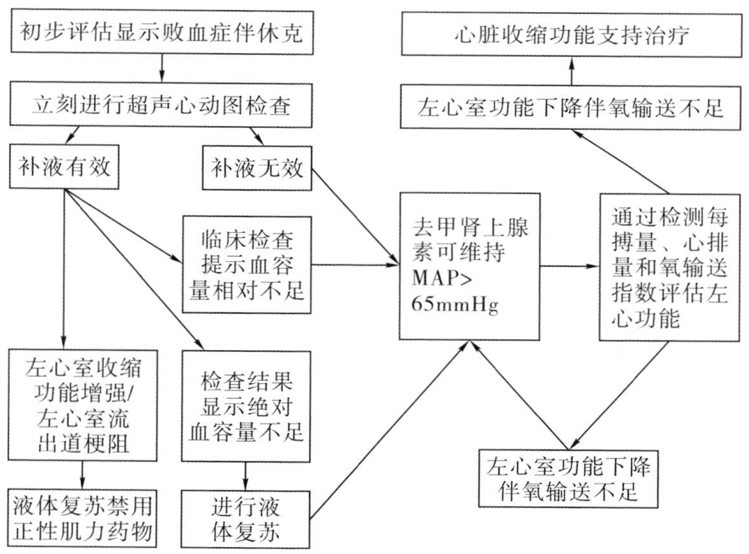

P. H. Mayo(✉)
Division Pulmonary, Critical Care, and Sleep Medicine, Northwell Health, New York, NY, USA
e-mail: pmayo@northwell.edu

M.Slama(ed.), *Echocardiography in ICU*,
https://doi.org/10.1007/978-3-030-32219-9_16

SECTION 6

第 6 部分

呼吸衰竭

Respiratory Failures

第 17 章
呼吸衰竭

Michel Slama

本章内容介绍了处理呼吸衰竭患者的双重方法：①“白色胸部 X 线”和②“黑色胸部 X 线”。

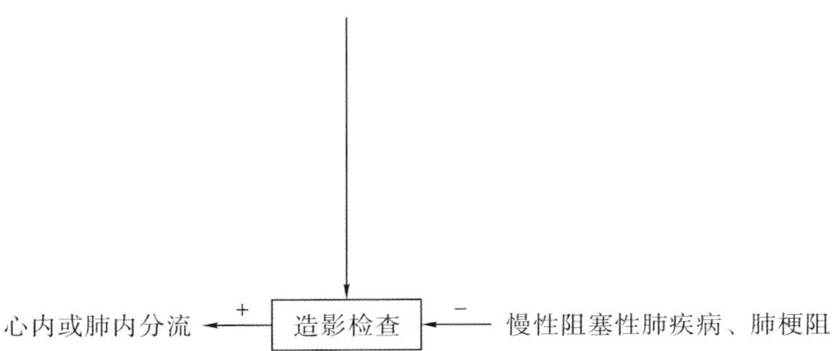

M. Slama(✉)
Medical ICU, CHU Sud, Amiens, France
e-mail: slama.michel@chu-amiens.fr

M.Slama(ed.), *Echocardiography in ICU*,
https://doi.org/10.1007/978-3-030-32219-9_17

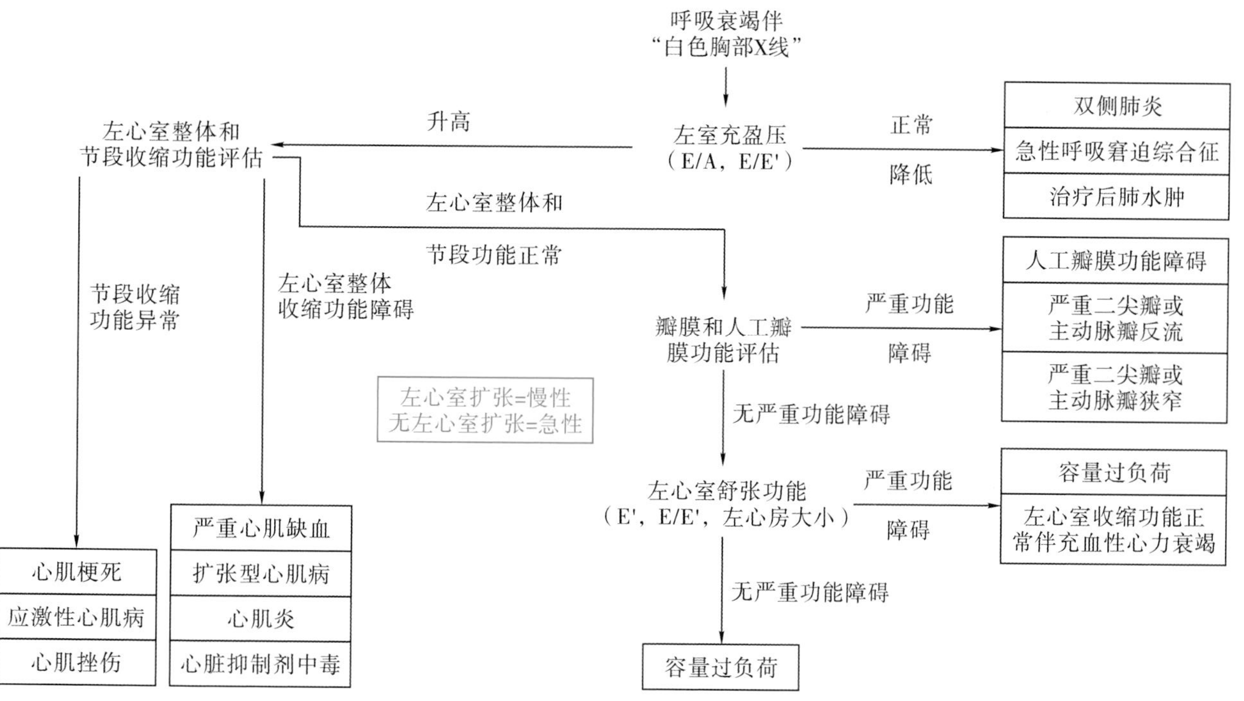

呼吸衰竭伴
“白色胸部X线”
左室充盈压
（E/A，E/E'）
正常
降低
双侧肺炎
急性呼吸窘迫综合征
治疗后肺水肿
升高
左心室整体和
节段收缩功能评估
左心室整体和
节段功能正常
瓣膜和人工瓣
膜功能评估
严重功能
障碍
人工瓣膜功能障碍
严重二尖瓣或
主动脉瓣反流
严重二尖瓣或
主动脉瓣狭窄
无严重功能障碍
左心室舒张功能
（E'，E/E'，左心房大小）
严重功能
障碍
容量过负荷
左心室收缩功能正
常伴充血性心力衰竭
无严重功能障碍
容量过负荷
左心室扩张=慢性
无左心室扩张=急性
左心室整体
收缩功能障碍
严重心肌缺血
扩张型心肌病
心肌炎
心脏抑制剂中毒
节段收缩
功能异常
心肌梗死
应激性心肌病
心肌挫伤

第 18 章
右向左分流

Paul H. Mayo

许多危重症都与右心压力升高有关。发生这种情况时，卵圆孔未闭的患者可能出现右向左分流。考虑到至少 20% 的正常人群可能存在卵圆孔未闭，在需要呼吸机支持的严重低氧性呼吸衰竭危重患者中，心内分流一直是一个值得关注的问题；右向左分流的存在可能导致低氧血症，发病率甚至超过原发性肺疾病引起的低氧血症。超声心动图对这种情况下心内右向左分流的检测具有直接的应用价值。

P. H. Mayo(✉)
Division Pulmonary, Critical Care, and Sleep Medicine,
Northwell Health, New York, NY, USA
e-mail: pmayo@northwell.edu

M.Slama(ed.), *Echocardiography in ICU*,
https://doi.org/10.1007/978-3-030-32219-9_18

如何注射造影剂

1. 在一个 10ml 注射器中充满 9ml 生理盐水和 1ml 空气。

2. 盐水注射器和第二个空注射器连接到医用三通阀上。

3. 通过在两个注射器之间来回手动泵抽，将盐水剧烈搅动。这形成了构成造影剂的微泡悬浮液。

4. 如果在两个注射器之间充分搅动，则悬浮液应看起来不透明。

5. 尽快注入造影剂，同时对心脏进行实时成像。

6. 首选的注射部位是股静脉，尽管可以从手臂部位或通过位于上腔静脉的中心静脉实现右心房的充分混浊。

7. 对于经胸超声心动图，可使用肋下切面，心尖四腔切面或心脏底部的短轴切面来观察左、右心房。在向右心房静脉内注射造影剂后，在左心房中识别造影剂构成了从右向左分流的证据。

8. 通过食管超声心动图，0° 时的双腔或双腔腔静脉切面可用于识别右向左的微泡。

检测右至左分流的误区

1. 彩色多普勒不是检测通过 PFO 右向左分流的可靠方法。

2. 通过经胸超声心动图使用造影剂检测右向左分流需要良好的图像质量。患者特殊的因素、极度的腹胀和危重患者的定位困难可能结合在一起导致图像质量降低。我们还可以选择采用经食管超声心动图。

3. 从下腔静脉流入的血流优先流向房间隔。如果造影剂通过上腔静脉进入，下腔静脉的流入血流可能会阻挡造影剂到达间隔，从而导致假阴性结果。首选为股静脉注射，但不是必需的。

4. 为了使静脉造影剂能够检测到右向左分流，右房压力必须高于左房压力。但是，医生并不关注没有明显的从右向左分流的卵圆孔未闭，他们主要关注的是卵圆孔未闭是否造成了低氧血症，而这仅当从右向左分流时才发生。

5. 没有有效的方法可以通过造影剂量化右向左分流的严重程度。分流的严重程度取决于两个心房之间的压力梯度和心房缺损的大小。检查人员可以根据观察到的气泡数量定性评估严重性。

6. 经验不足的操作者可能会将自发的回声显影误认为是造影剂。

7. 短暂的咳嗽会增加右房的压力，所以咳嗽可被用作造影剂注射时的刺激动作，以检测潜在的未闭合的卵圆孔。

8. 对于机械通气无自主咳嗽能力的患者，可通过增加呼气末正压水平或在造影剂注入期间保持吸气，作为一种刺激性动作，以增加右房压力，来检测未闭合的卵圆孔。

9. 尽管超声心动图检测到最常见的从右向左分流的原因是未闭合的卵圆孔，但医生仍需使用二维超声心动图检查是否有罕见的右向左分流的原因（房间隔缺损和室间隔缺损），并警惕肺内分流的可能性。后者表现为在右房出现造影剂和左房的造影剂出现之间存在四个或更多心动周期的延迟。在时间不确定的情况下（即三到四个心动周期延迟之间），经食管超声心动图可用于直接观察从肺静脉流出的微泡。

右向左分流的临床意义

1. 虽然超声心动图检测非危重患者的从右向左分流被用于评估不明原因栓塞（例如，隐源性卒中）或肺内分流（例如，患有直立低氧血症的肝肺综合征），但医生主要感兴趣的是右向左分流对氧合功能的影响。

2. 典型的重症患者可能患有或不患有导致右心压升高的疾病（例如肺动脉高压），常伴有急性发作，需要正压通气支持的严重低氧血症性呼吸衰竭，例如急性呼吸窘迫综合征，正压通气和任何潜在疾病都会增加右心压力，从而打开未闭卵圆孔，加重低氧血症。

3. 在这种情况下，内科重症监护团队需采取措施减少右心压力，以减少从右向左的分流。可能包括：

（1）降低呼吸机的呼气末正压和循环压力，这可能会导致高碳酸血症和低氧血症，这两种情况均可能通过增加肺动脉压力而增加右心室（RV）后负荷。

（2）考虑使用肺血管扩张剂，如吸入一氧化氮。

（3）考虑使用利尿疗法改善右室功能。

（4）开始早期俯卧位通气，可以改善 RV 功能。

（5）考虑使用 ECMO 控制高碳酸血症和低氧血症及其对肺动脉压的有害作用。

（6）刺激动作时间较长时，可能导致血管横断面积改变，提高肺动脉压力。由于刺激动作可能导致严重的急性肺心病，该方法需要使用经食管超声实时监测血流动力学和右室功能。

4. 由于卵圆孔的封堵可能会导致肺动脉血的增加而对受损的右室造成有害的影响，并不建议使用封堵器来阻断心内分流。

推荐阅读

[1] Bommer WJ.The safety of contrast echocardiography: Report of the Committee on Contrast Echocardiography for the American Society of Echocardiography. J Am Coll Cardiol, 1984, 3: 6–13.

[2] Konstadt SN. Intraoperative detection of patent foramen ovale by transesophageal echocardiography. Anesthesiology, 1991, 74: 212–6.

[3] Legras A. Acute respiratory distress syndrome(ARDS)- associated acute cor pulmonale and patent foramen ovale: a multicenter noninvasive hemodynamic study. Crit Care, 2015 , 19: 174.

[4] Mekontso-Dessap A. Prevalence and prognosis of shunting across patent foramen ovale during ARDS. Crit Care Med, 2010, 38: 1786–92.

[5] Thanigaraj S, Valika A, Zajarias A, et al. Comparison of transthoracic versus transesophageal echocardiography for detection of right-to-left atrial shunting using agitated saline contrast. Am J Cardiol, 2005, 96: 1007–10.

SECTION 7
第 7 部分

病理学

Pathologies

第 19 章
心包积液和心包填塞

Paul H. Mayo

经食管超声心动图和经胸超声心动图均可以检出心包积液。大多情况为少量积液，没有临床意义。较大量的心包积液提示存在病因，并应当进一步检查是否存在由于心包填塞引起血流动力学改变的问题。超声心动图可用于检测心包积液，诊断心包填塞，并指导心包穿刺。

电子补充材料见本章的线上版本 (https://doi.org/10.1007/978-3-030-32219-9_19)。

P. H. Mayo(✉)
Division Pulmonary, Critical Care, and Sleep Medicine,
Northwell Health, New York, NY, USA
e-mail: pmayo@northwell.edu

M.Slama(ed.), *Echocardiography in ICU*,
https://doi.org/10.1007/978-3-030-32219-9_19

19.1　识别心包积液

经胸超声心动图和经食管超声心动图可能可以从多个标准切面中发现心包积液，取决于心包积液的体积和分布。

胸骨旁左心室长轴切面可以发现少量后方心包积液。当积液量较大时，积液会分布于右心室游离壁的前方。

心尖四腔心切面可用于观察右室附近存在心包积液时右心室游离壁的运动状态。这在评估心包填塞时非常有用。

剑突下切面用于确认心包积液的大小并检查心腔压迫情况。这是评估创伤患者时快速判定心包积血的首选切面（图 19.1）。

框表 19.1　区分心包积液和胸腔积液

在胸骨旁左心室长轴切面，胸腔积液可能会被误认为心包积液。胸腔积液是心脏后方的相对低回声区，分布于降主动脉后方，而心包积液分布在降主动脉前方。

19.2　心包积液定量

关于心包积液定量，目前尚无广泛认可的方法。仅在胸骨旁左心室长轴切面后方可见的心包积液可被定为少量。

一旦心包积液是环状，区分中等或大量的心包积液就难免主观（图 19.2，图 19.3）。

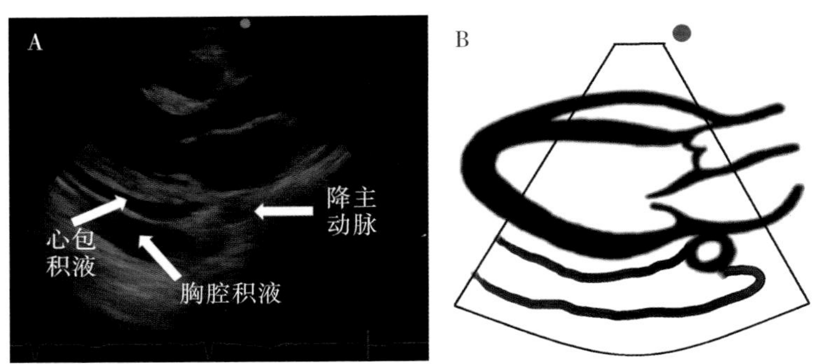

图 19.1 胸腔积液和心包积液的鉴别。在胸骨旁左心室长轴切面中，胸腔积液位于降主动脉后方，而心包积液头侧延伸到降主动脉前方

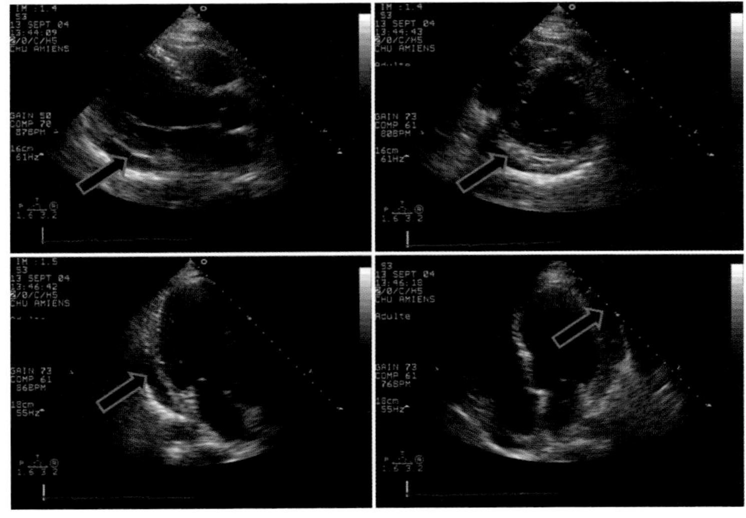

图 19.2 少量心包积液的超声心动图

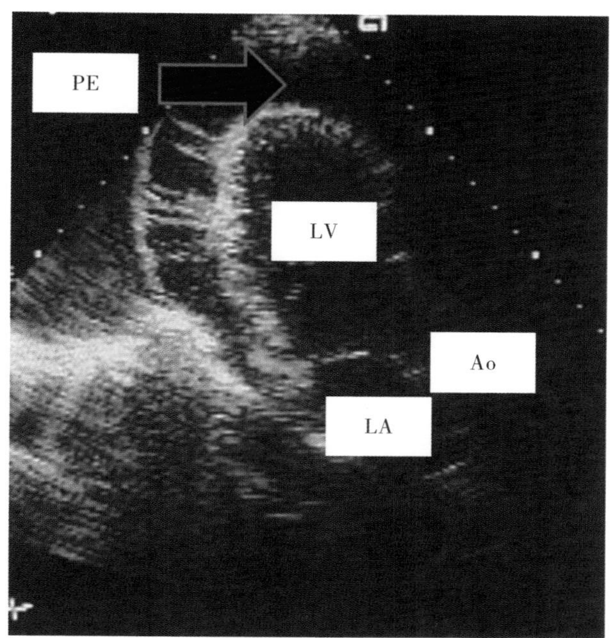

图 19.3 心包积液伴条索的超声心动图。LV：左心室；LA：左心房；Ao：主动脉；PE：心包积液

框表 19.2 心包积液的特征

无回声性心包积液可能是暂时性的。回声增强，条索样，出现分隔，心包增厚，和（或）团块出现则与感染或恶性肿瘤相关的渗出性积液有关。

19.2.1 经食管超声心动图诊断心包积液

如果患者的经胸超声心动图切面不足以作出诊断，经食管超声心动图切面可作为经胸超声心动图的补充。高食道切面可检出邻近大血管的少量心包积液。

这种积液在经胸超声心动图中常常无法检出，除非与其他部位的积液相连，这种少量积液常常是无关紧要的。

在发生不明原因低血压的心脏术后患者中，局限性心包积液压迫心腔会引起致命后果。由于积液位置或心脏术后患者通常图像质量较差，使用经胸超声心动图可能看不到这种心包积液。需要立即进行经食管超声心动图检查以识别这种局限性心包积液，如果存在积液，可能需要立即进行外科手术以挽救生命。

框表 19.3　脂肪还是积液?

心包前脂肪垫可能被误认为心包积液。心包脂肪的回声与心脏搏动同步运动。

19.3　心包填塞相关超声心动图的表现

框表 19.4　心包填塞需要临床证据

仅依据超声心动图表现不能诊断心包填塞。诊断心包填塞需要血流动力学受损的临床证据。超声心动图的作用是支持诊断，而不是作出诊断。

框表 19.5　二维超声心动图在心包填塞中的应用

支持心包填塞诊断的二维超声心动图检查发现：

1. 右心室大小随呼吸变化。
2. 右心房游离壁的非生理性运动。
3. 右心室游离壁的非生理性运动。
4. 下腔静脉扩张，且不随呼吸变化。

1. 右心室大小随呼吸变化：这种变化可以通过二维图像观察到，也可以在胸骨旁左室长轴切面用 M 模式记录右室游离壁的活动。心包填塞时 RV 大小随吸气明显增加（图 19.4）。

2. 右心房游离壁的非生理性运动：在收缩期，周围存在心包积液且 RA 游离壁向内运动时，表示积液压迫心腔。这有助于诊断心包填塞。关于压迫的时机有详细的测量方法，但其临床意义有限（图 19.5，图 19.6）。

3. 右心室游离壁的非生理性运动：在舒张期，周围存在心包积液时且 RV 游离壁向内运动时，代表心腔受压（图 19.7~ 图 19.9）。

4. 下腔静脉内径及呼吸性变化：心包填塞时，下腔静脉扩张且不随呼吸变化，这是由右房流入血流受阻而引起的。

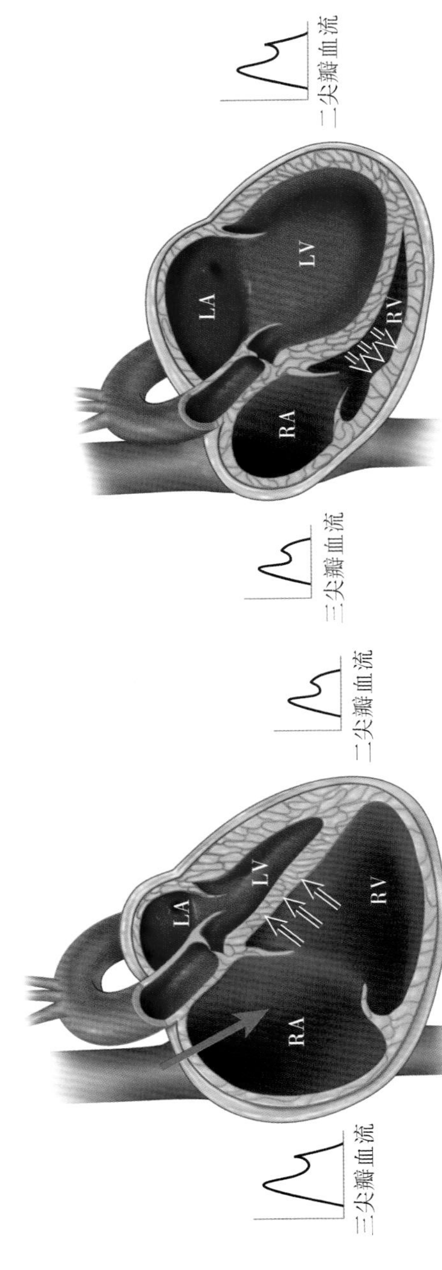

图 19.4 自主呼吸患者在吸气时（左图）、呼气时（右图）的右心室腔变化。RA：右心房；RV：右心室；LA：左心房；LV：左心室

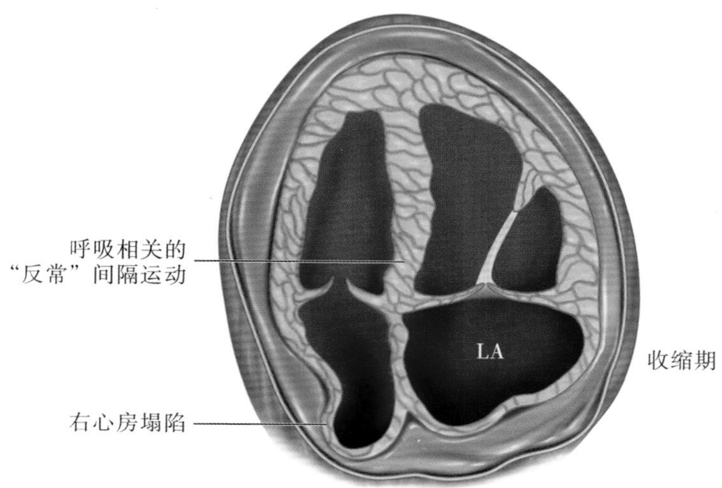

图 19.5　右心房游离壁的非生理性运动示意图。LA：左心房

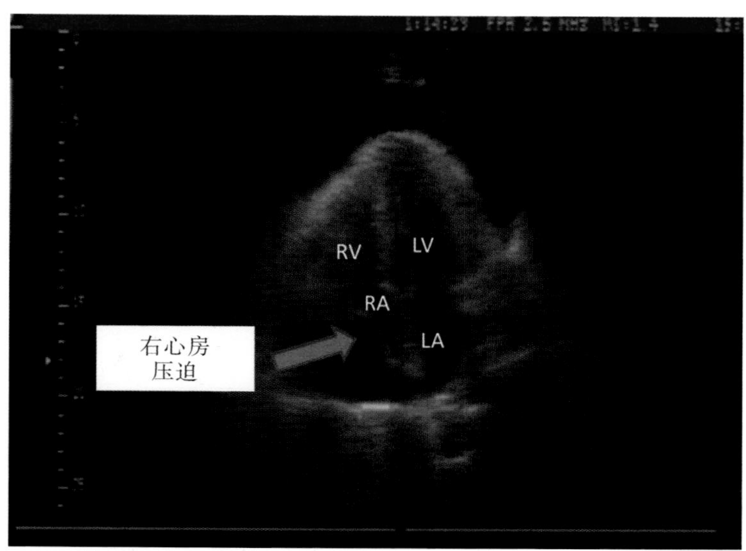

图 19.6　右心房游离壁的非生理运动超声心动图。RV：右心室；RA：右心房；LA：左心房；LV：左心室

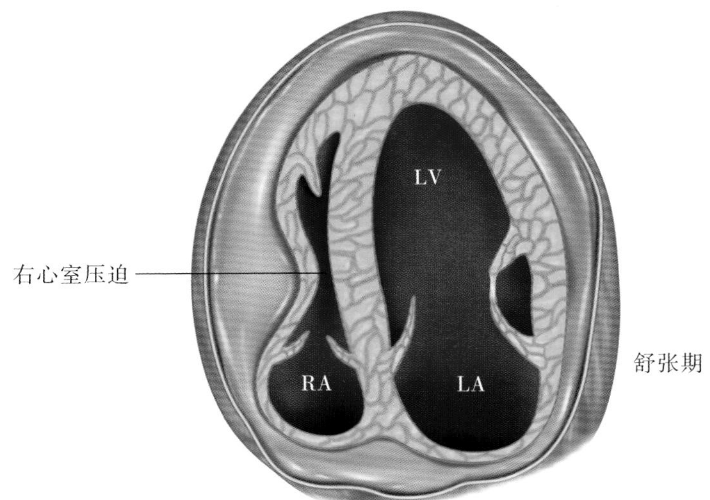

图 19.7　右心室游离壁的非生理性运动示意图。LV：左心室；RA：右心房；LA：左心房

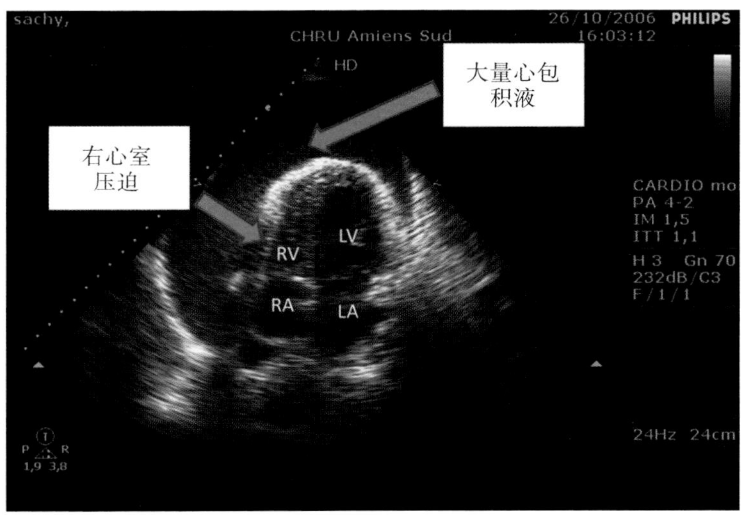

图 19.8　右心室游离壁的非生理性运动超声心动图，右心室压迫。RV：右心室；RA：右心房；LV：左心室；LA：左心房

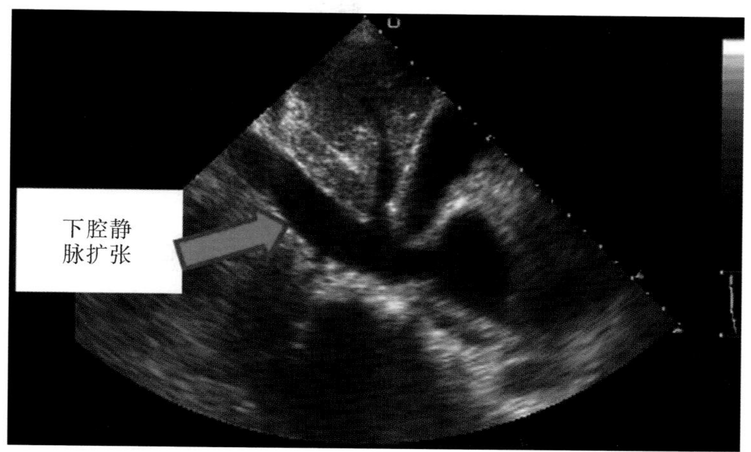

图 19.9　下腔静脉扩张

框表 19.6　心包填塞的诊断误区

当右侧压力增加时右心房和右心室压迫都会减轻。

右心室肥厚会减弱压迫效果，患者血容量情况也可能影响受压迫的程度（视频 19.1~视频 19.5；心包填塞的经胸超声心动图示例）。

19.4　支持心包填塞诊断的多普勒超声心动图检查结果

二尖瓣 E 波峰值速度随呼吸变化。由于串联和并联的心室间相互作用增强，心包填塞导致每搏量随呼吸的变化增大，表现为与呼气时相比，二尖瓣 E 波峰值速度在吸气时减慢。二尖瓣峰值 E 波速度在吸气和呼气时变化超过 30% 符合心包填塞。三尖瓣峰值 E 波速度则显示出相反的呼吸相位变化。在收缩期左心室流出道处，可以通过测量随呼吸变化的峰值速度时间积分来替代每搏量，用于描述心包填塞的特征，这是观察每搏量随呼吸变化更直接的方法。另外，肱动脉收缩峰值速度的呼吸相位变化也可以方便地代替每搏量变化。由于气道阻塞或呼吸窘迫，胸膜腔内压的呼吸相位变化也可能导致每搏量随呼吸改变。这可能导致存在心包积液的呼吸窘迫患者被误诊为心包填塞（图 19.10）。

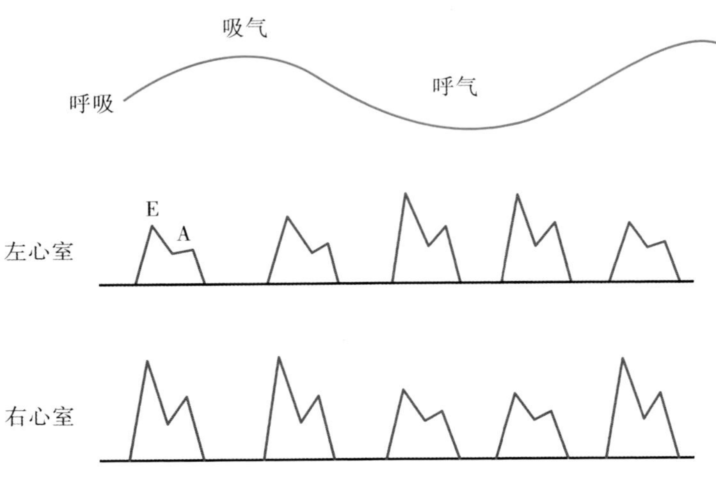

图 19.10　三尖瓣和二尖瓣血流随呼吸的变化

19.5　超声心动图引导下的心包穿刺（图 19.11）

框表 19.7　心包穿刺术

1. 超声心动图是安全引导心包穿刺的首选方法。

2. 在胸骨旁切面、心尖切面、剑突下切面扫查患者，以确定安全的进针位置、角度和深度。术者在皮肤消毒前应标记部位，测量进针深度（安全的进针深度应 > 10mm），并且确定进针角度。在无菌准备和所有设备（包括置于无菌套中的探头）设置完成后，术者再次进行扫查以确认穿刺的部位、进针角度和深度。徒手进行心包穿刺，不需要使用实时针尖引导。一旦吸出液体，将导丝穿过针头，并迅速拔出穿刺针，然后通过导丝引入适当大小的导管。导管位置可通过注射生理盐水对比剂来确认。

3. 最常见的穿刺部位或进针点是从心尖部而不是剑突下。如果最好的穿刺部位在胸骨旁，则使用彩色多普勒识别并避开胸廓内动脉。如果伴有胸腔积液，阻碍穿刺针直接到达心包液，建议先排出胸腔积液，然后再进行心包穿刺。

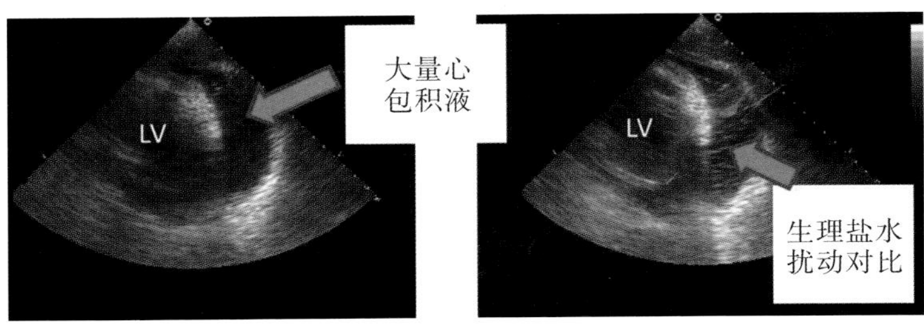

图 19.11 大量心包积液引流。LV：左心室

多选题

1. 有关心包积液的描述：

A. 通常位于右心室前方。

B. 通常位于左心室后方。

C. 在胸骨旁左心室长轴切面位于降主动脉后方。

D. 在胸骨旁左心室长轴切面位于降主动脉前方。

E. 心脏手术后无法使用经胸超声心动图显示。

答案：B，D，E

2. 当以下情况出现时，休克患者将被怀疑心包填塞：

A. 出现大量心包积液。

B. 伴有心包积液时右心房压迫。

C. 伴有心包积液时右心室压迫。

D. 伴有心包积液时三尖瓣血流出现较大变化。

E. 主动脉血流量出现较大变化。

答案：A，B，C，D

推荐阅读

[1] Tsang TS. Consecutive 1127 therapeutic echocardiographically guided pericardiocentesis: clinical profile, practice patterns, and outcomes spanning 21 years. Mayo Clin Proc, 2002, 77: 429–36.

[2] Mekontso Dessap A, Chew MS. Cardiac tamponade. Inten Care Med, 2018, 44: 936–9.

第 20 章 超声心动图在急性呼吸窘迫综合征中的应用

Antoine Vieillard-Baron

本章的目的在于综合和总结急性呼吸窘迫综合征（ARDS）中心肺相互作用和右心功能情况。事实上，ARDS 患者的肺循环经常受损，且肺动脉高压是 ARDS 的固有症状。右心室功能会根据肺损伤的严重程度、呼吸方式以及通气参数设置发生特定改变。在施行机械通气的最初几天内，基于日常超声心动图技术进行系统的检查（经胸超声心动图，或此情况下更准确的经食管超声心动图），重症监护医生可能会提出防治右心室衰竭并避免血流动力学障碍的策略。大部分超声参数及相应的获取切面均已在两个引用章节中说明。

一项纳入了超过 700 例接受肺保护治疗通气的中到重度 ARDS 患者的研究，报道其中前 2d 内右室衰减（即急性肺心病）的发生率为 22%（框表 20.1，图 20.1，

A. Vieillard-Baron(✉)
Surgical and Medical ICU, University Hospital Ambroise Paré, APHP, Boulogne-Billancourt, France
e-mail: antoine.vieillard-baron@aphp.fr

M.Slama(ed.), *Echocardiography in ICU*,
https://doi.org/10.1007/978-3-030-32219-9_20

图 20.2）。

框表 20.1　急性肺源性心脏病（ACP）

急性肺源性心脏病可并发：

- 右心室扩张。
- 室间隔反常运动（D 型）。
- 肺动脉高压。
- 左心室变小。
- 左心室充盈障碍。

ARDS 患者急性肺源性心脏病的风险评分（1~4）标准基于以下四个因素：

- 肺炎是 ARDS 的病因。
- PaO_2/FiO_2<150mmHg。
- $PaCO_2$ ≥ 48mmHg。
- 驱动压力≥ 18cmH_2O。

ACP 的发生概率为：

- 评分为 0 或 1 时，低于 10%。
- 评分为 2 时，为 20% 左右。
- 评分为 3 时，高于 30%；评分为 4 时，高于 70%。

平台压力是右心室衰竭的关键指标，右心室安全的平台压力低于 27cmH_2O。

增加呼气末正压通气可能导致严重的高碳酸血症和右心室衰竭。

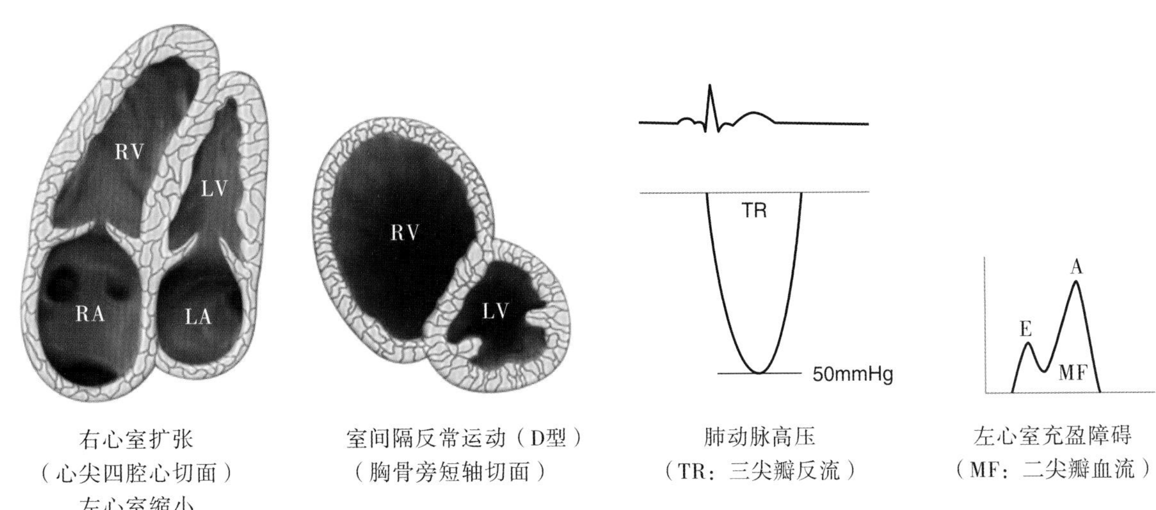

图 20.1 急性肺源性心脏病。LA：左心房；LV：左心室；RA：右心房；RV：右心室

对于肺顺应性极低的重症患者，增加 PEEP 通常需要更多地降低潮气量以维持平台压力在安全范围内。

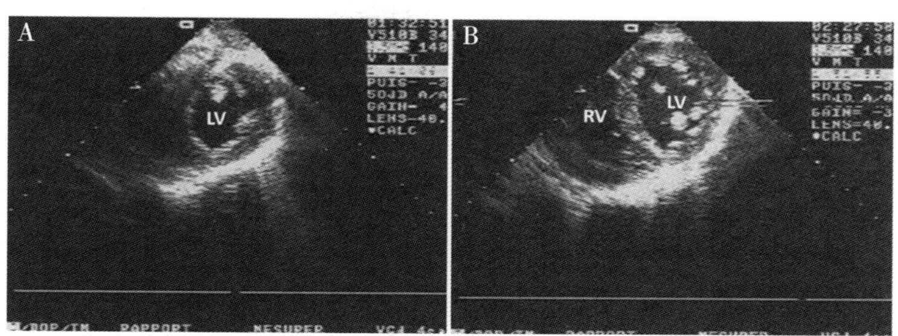

图 20.2　高碳酸血症对右心室功能的不利影响。A. 中度 $PaCO_2$（52mmHg）。B. 重度 $PaCO_2$（72mmHg），具有相同平台压力，较低驱动压力（较低潮气量）以及较高 PEEP（14∶7cmH_2O）。从图 A 到图 B，用加温加湿器取代了热湿交换装置。RV：右心室；LV：左心室

尽管设备的无效腔减少（用加温湿化器取代热湿交换装置），但 $PaCO_2$ 可能会显著增加，进而引发肺循环血管收缩和右心室后负荷增加。据报道，由于对肺动态过度充气和固有 PEEP 的影响，增加呼吸频率并不是控制 $PaCO_2$ 的最有效方法。未来有必要研究体外去除 CO_2 在控制患者高碳酸血症并限制其对右心室的有害影响方面的效果；实验研究已强力证明确实存在这种效果（图 20.3）。

即使潮气量有限，右心室仍不能承受高平台和驱动压力。

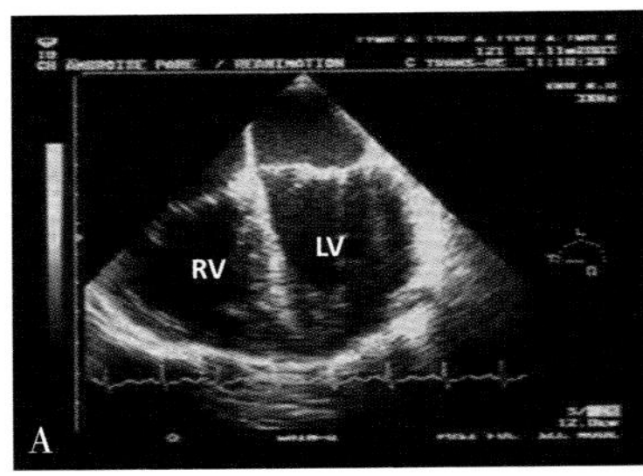

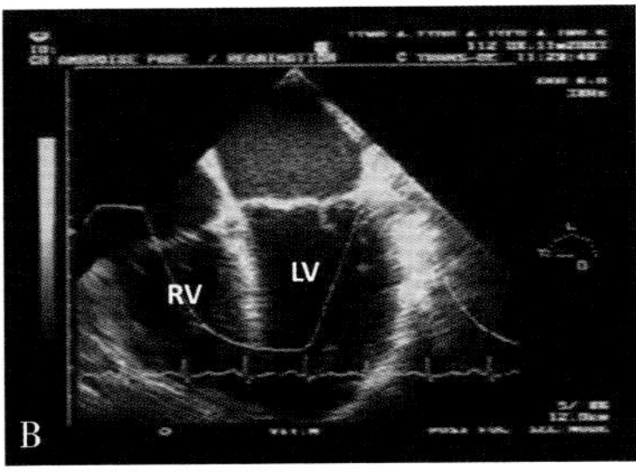

图 20.3　平台压力和驱动压力高于右心室承受能力。A. 平台压力为 $33cmH_2O$，驱动压力为 $28cmH_2O$。$PaCO_2$ 为 67mmHg。患者有严重的肺源性心脏病表现。B. 平台压力和驱动压力分别降至 $26cmH_2O$ 和 $21cmH_2O$，而 $PaCO_2$ 没有变化。右心室扩张较轻，血流动力学情况好转（血压升高，心率降低）

此类情况，稍微降低潮气量可能是有用的，将减少设备的无效腔并且略微增加呼吸频率以限制 $PaCO_2$ 的增加。降低的压力限制了肺泡扩张引起的肺毛细血管塌陷。

俯卧体位，可在不增加 PEEP 的情况下纠正诱发右心衰竭的全部风险因素，进而改善右心室功能（图 20.4）。未来将对其对疾病预后和右室功能产生的有益影响之间是否存在联系以及如何联系进行研究。

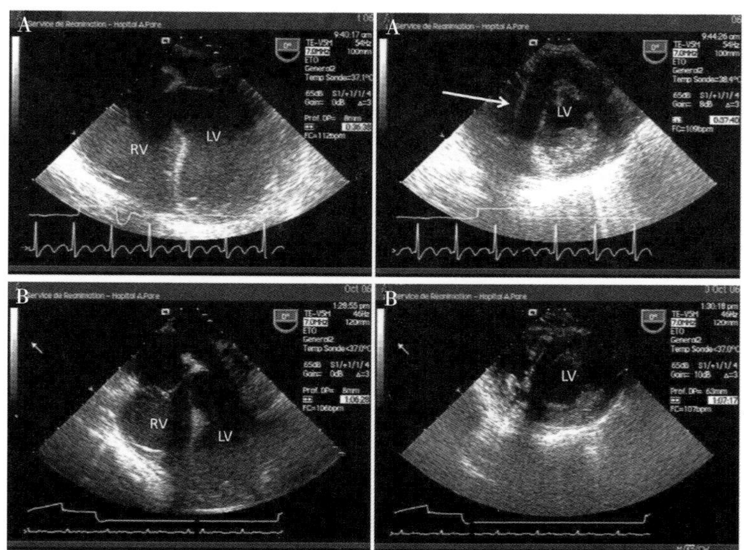

图 20.4 PaO_2/FiO_2 低于 100mmHg 的严重 ARDS 患者前 18h 俯卧位的效果。在俯卧位之前（图 A），食管中段切面（四腔）提示病变以右心室扩张为主（目测右心室大于左心室），同时经胃短轴切面显示室间隔反常运动（箭头所指）。在俯卧位之后（图 B），相同的切面提示右心室大小及室间隔的运动均正常。RV：右心室；LV：左心室

多选题

1. 在下列选项中，哪些是提示右心衰减的强力证据？

A. 高氧。

B. 低碳酸血症。

C. 高 PEEP。

D. 高平台压力（>26cmH_2O）。

E. 高碳酸血症。

答案：D，E

2. 哪些选项已经证实（临床或实验）能够控制高碳酸血症对右心室功能的有害影响？

A. 静脉 – 动脉体外膜肺氧合技术。

B. 静脉 – 静脉体外膜肺氧合技术。

C. 高频呼吸。

D. 俯卧体位。

E. 体外去除 CO_2（$ECCO_2R$）。

答案：A，D，E

3. 右心室的保护方法包括：

A. 系统性地应用高 PEEP。

B. 限制驱动压力。

C. 降低 FiO_2。

D. 主要使用俯卧体位。

E. 限制高碳酸血症的水平。

答案：B，D，E

推荐阅读

[1] Jardin F, Vieillard-Baron A. Is there a safe plateau pressure in ARDS? The right heart only knows. Intensive Care Med, 2007, 33: 444–7.

[2] Mekontso-Dessap A, Boissier F, Charron C, et al. Acute cor pulmonale during protective ventilation for acute respiratory distress syndrome: prevalence, predictors, and clinical impact. Intensive Care Med, 2016, 42: 862–70.

[3] Paternot A, Repessé X, Vieillard-Baron A. Rationale and descrip- tion of right ventricle-protective ventilation in ARDS. Respir Care, 2016, 61: 1391–6.

[4] Price L, McAuley D, Marino P, et al. Pathophysiology of pulmonary

hypertension in acute lung injury. Am J Physiol Lung Cell Mol Physiol, 2012, 302(9): L803–15.

[5] Vieillard-Baron A, Charron C, Caille V, et al. Prone position unloads the right ventricle in severe ARDS. Chest, 2007, 132: 1440–6.

第 21 章
肺栓塞

Julien Maizel

21.1 超声心动图在肺栓塞中的应用

在没有低血压或休克的情况下，可疑肺栓塞患者的诊断依靠 D- 二聚体和 CT 血管造影，而不是超声心动图。

在存在低血压或休克的情况下，如果无法立即进行 CT 血管造影或患者病情不稳定，则应立即行超声心动图检查来发现右心室功能障碍（框表 21.1，框表 21.2）。

电子补充材料见本章的线上版本 (https://doi.org/10.1007/978-3-030-32219-9_21)。

J. Maizel(✉)
Medical ICU, Amiens University Hospital, Amiens, France
e-mail: Maizel.julien@chu-amiens.fr

M.Slama(ed.), *Echocardiography in ICU*,
https://doi.org/10.1007/978-3-030-32219-9_21

框表 21.1　肺栓塞的超声心动图影像

临床可疑急性肺栓塞的超声心动图影像：

· 可见右心室活动性血栓和（或）肺栓塞和（或）深静脉血栓形成。

· 右心室功能障碍：右心室扩张。

– 心尖四腔心切面：右室横径 / 左室横径 >0.6 伴有室间隔异常运动。

– 胸骨旁短轴切面：左心呈“D”字形改变（图 21.1 和 视频 21.1）。

· McConnell’s 征。

– 主要是在肺栓塞急性肺阻力增加时发生，但不仅限于此。

– 伴有右心室扩张与右心室游离壁中段运动障碍，右心室心尖部过度收缩。

· 60/60 征。

–SPAP<60mmHg。

– 肺动脉流速达峰时间小于 60ms（图 21.2）。

框表 21.2 超声心动图和多普勒对肺栓塞的风险评估

超声心动图对肺栓塞预后的评估。

- 舒张末期 RV/LV 面积或直径增加（>0.6）。
- 右室游离壁运动不良。
- SPAP 升高。
- TAPSE 降低（<12cm/s）。
- 卵圆孔未闭。

（RV：右心室；LV：左心室；SPAP：肺动脉收缩压；TAPSE：三尖瓣环收缩期位移。）

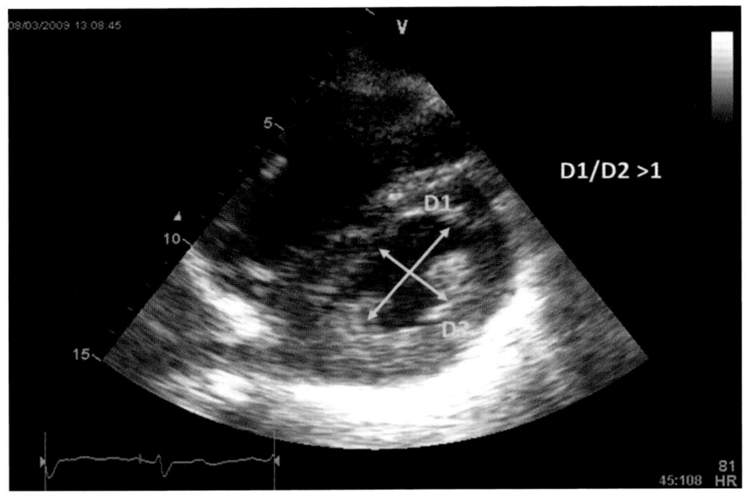

图 21.1 D 形，偏心指数测量（D1/ D2）。正常值 ≤ 1，急性肺心病 >1

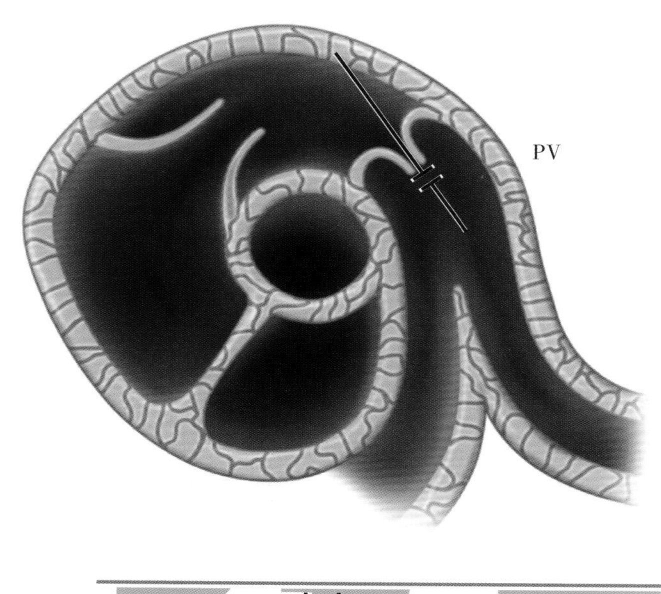

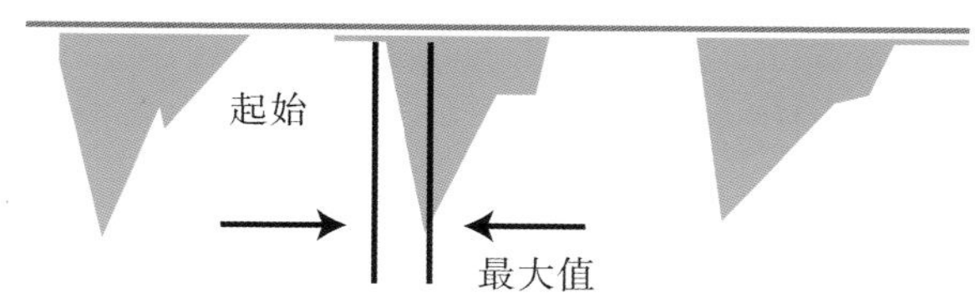

图 21.2　肺动脉流速达峰时间。PV：肺动脉瓣

多选题

1. 超声心动图上的哪些体征通常与肺栓塞有关？

A. 室间隔异常运动。

B. 左心室收缩功能障碍。

C. 右心室心尖部过度收缩。

D. SPAP>60mmHg。

E. 右心室扩张。

答案：A，C，E

2. 超声心动图检查哪些症状通常与肺栓塞不良预后有关？

A. 二尖瓣血流 E/A 大于 3。

B. 右心室扩张。

C. 右心室收缩功能障碍。

D. 可见右心室流动性血栓和（或）肺动脉栓塞。

答案：C

推荐阅读

[1] Konstantinides SV, Torbicki A, Agnelli G, et al. Task Force for the Diagnosis and Management of Acute Pulmonary Embolism of the European Society of Cardiology(ESC). 2014 ESC guidelines on the diagnosis and management of acute pulmonary embolism. Eur Heart J, 2014, 35(43): 3033–69.

[2] Rudski LG, Lai WW, Afilalo J, et al. Guidelines for the echocardiographic assessment of the right heart in adults: a report from the American Society of Echocardiography endorsed by the European Association of Echocardiography, a registered branch of the European Society of Cardiology, and the Canadian Society of Echocardiography. J Am Soc Echocardiogr, 2010, 23(7): 685–713.

第 22 章
瓣膜病的定量评估

Sam Orde

提　示

· 确保多普勒角度准确（如果需要可使用角度校正）。

· 如果可疑瓣膜异常，要观察其“上游”和“下游”。

· 特别是在高动力循环或低心搏量状态情况下，为避免高/低估严重程度，使用无量纲严重程度指数（DSI）。

· 要多切面评估主动脉瓣（如心尖五腔、心尖三腔、胸骨上窝切面）。

连续性方程

· 用于确定瓣口面积。

电子补充材料见本章的线上版本 (https://doi.org/10.1007/978-3-030-32219-9_22)。

S. Orde(✉)
Nepean Hospital, Sydney, NSW, Australia

M.Slama(ed.), *Echocardiography in ICU*,
https://doi.org/10.1007/978-3-030-32219-9_22

· 通过一个区域（如 LVOT）的血流量与通过另一个区域（如主动脉瓣）的血流量相等，除非有血流量的损失/增加（如同侧心脏瓣膜明显反流，如主动脉瓣或二尖瓣反流）。

提　示

· 进行多次测量以确保准确性。

主动脉瓣狭窄（病例 2：中度主动脉瓣狭窄伴主动脉瓣反流）

超声心动图成像方法	超声表现	评估内容
二维图像	主动脉瓣增厚(或异常，如二叶瓣)，左室肥厚，左室及左房扩大 左室功能异常	大动脉短轴切面测量主动脉瓣瓣口面积(经胸或 TEE)
彩色多普勒	主动脉根部血流混叠及增加	
脉冲多普勒	左室舒张功能异常，评估左室流出道速度时间积分（VTI）和每搏量	左室流出道 VTI［用于无量纲严重程度指数（DSI）］ 每搏量（用于连续方程）
连续多普勒	主动脉峰值流速、峰值及平均跨瓣压差升高	用连续方程计算瓣口面积（图 22.1)

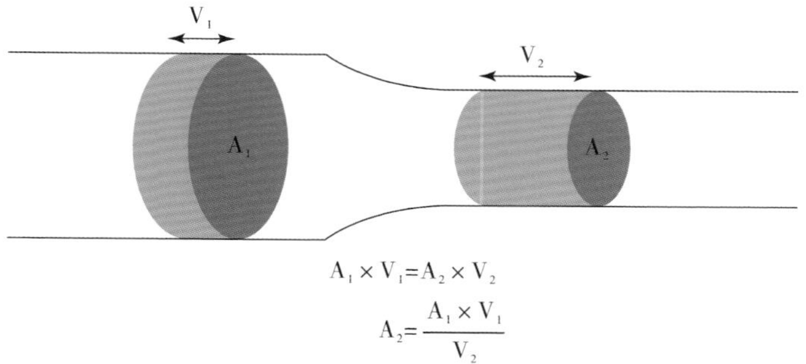

图 22.1 连续方程

主动脉瓣狭窄严重程度（图 22.2)

参数	轻度	中度	重度
主动脉峰值流速（m/s）	2.6~2.9	3~4	>4
最大跨瓣压差（mmHg）	25~35	36~64	>64
平均跨瓣压差（mmHg）	<20	20~40	>40
无量纲严重程度指数	>0.5	0.25~0.5	<0.25
主动脉瓣口面积（cm^2）	>1.5	1~1.5	<1

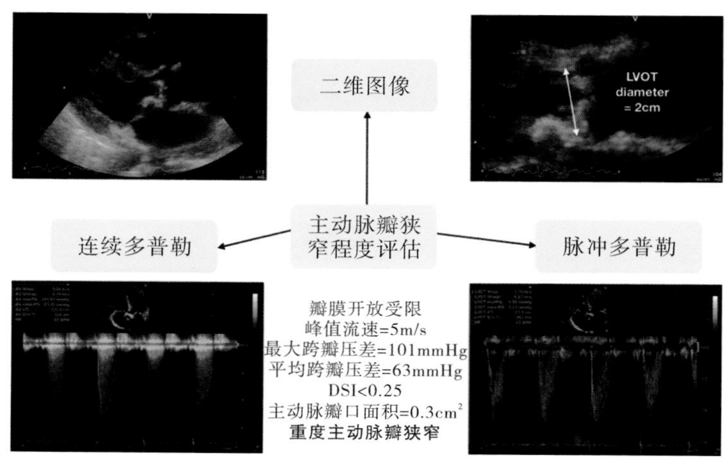

图 22.2 主动脉瓣狭窄程度评估

主动脉瓣反流

超声心动图成像方法	超声表现	评估内容
二维图像	主动脉瓣结构异常，左室扩大，左室功能异常，左房扩大	瓣叶
彩色多普勒	流向左室	主动脉瓣反流束宽度与 LVOT 内径比值，缩流束
脉冲多普勒	左室舒张功能障碍，舒张期二尖瓣反流	降主动脉血流
连续多普勒	主动脉瓣反流	压差降半时间 频谱密度

主动脉瓣反流严重程度（AR）（图 22.3）

参数	轻度	中度	重度
AR 反流束宽度与 LVOT 内径比值（%）	<25%	25%~65%	>65%
缩流束宽度（mm）	<3	3~6	>6
压差降半时间（ms）	>500	200~500	<200
降主动脉血流反向	–	–	+

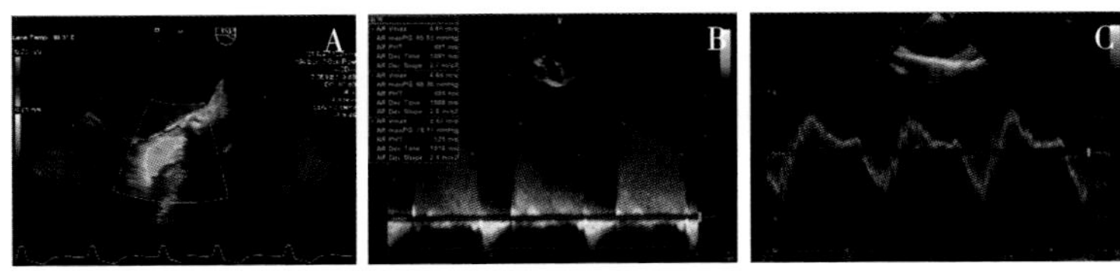

图 22.3 主动脉瓣反流评估。A. AR 反流束宽度与 LVOT 内径比值；B. 降主动脉血流反向；C. 压差降半时间（ms）

二尖瓣狭窄（病例 1：二尖瓣狭窄伴二尖瓣反流）

超声心动图成像方法	超声表现	评估内容
二维图像	二尖瓣瓣叶增厚 左房扩大	短轴切面测量二尖瓣瓣口面积（经胸或经食管）
彩色多普勒	进入左室的血流增加	左室出现"烛焰"征
脉冲多普勒	二尖瓣瓣尖 E 峰速度加快	肺静脉血流收缩峰减弱
连续多普勒	二尖瓣 E 峰斜率减低	平均跨瓣压差 压差降半时间（$220/T_{1/2}$） 估算二尖瓣瓣口面积（用连续性方程） 肺动脉高压

二尖瓣狭窄严重程度（图 22.4）

参数	轻度	中度	重度
平均跨瓣压差（mmHg）	<5	5~10	>10
瓣口面积（cm^2）	>1.5	1~1.5	<1
肺动脉收缩压（mmHg）	<30	30~50	>50

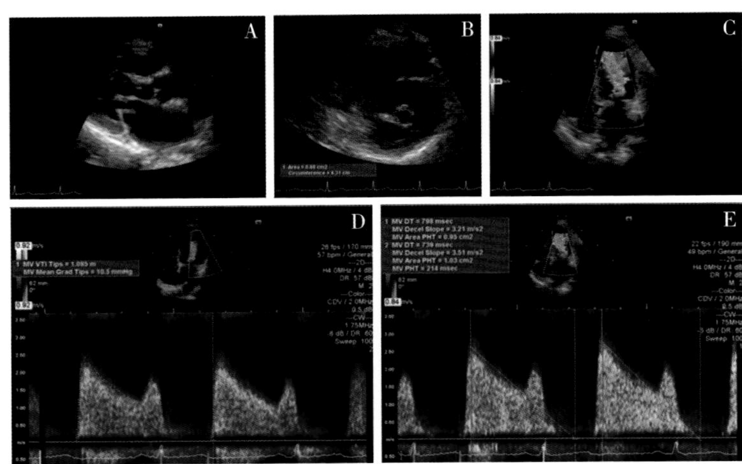

图 22.4　二尖瓣狭窄程度评估。A. 二尖瓣增厚；B. 二尖瓣瓣口面积；C. 二尖瓣彩色多普勒血流；D. 平均跨瓣压差；E. 压差降半时间（估算瓣口面积）

二尖瓣反流（表 22.1，图 22.5）

超声心动图成像方法	超声表现	评估内容
二维成像	二尖瓣结构异常 二尖瓣环钙化 左房扩大 左室扩大	二尖瓣瓣环扩张 房间隔凸向右侧
彩色多普勒	反流进入 左房	反流面积与左房面积比值[a] 缩流束
脉冲多普勒	E 峰流速增加（>1.2m/s） 肺静脉收缩峰减弱或反向	二尖瓣 VTI 与左室流出道 VTI 比值（注意适用于无明显主动脉瓣反流）
连续多普勒	二尖瓣反流束 肺动脉高压	反流束强度和对称性 三尖瓣反流

a：注意彩色多普勒显示偏心反流束时，（由于 Coanda 效应）可能会低估二尖瓣反流的严重程度

表 22.1　增加或减少彩色多普勒反流束面积的因素

增加反流束面积	减少反流束面积
高动量	低动量
较大的反流口面积 高流速（高跨瓣压差） 高血流紧缩	较小的反流口面积 低流速（低跨瓣压差） 受到心腔限制 / 碰壁射流
奈奎斯特极限下限	奈奎斯特极限上限
多普勒增益增加	多普勒增益降低
远场声束扩散 裂缝样、细长形状 反流口	远场衰减 / 其他超声反射体引起的衰减
多孔反流	

二尖瓣反流严重程度

参数	轻度	中度	严重
反流束面积（cm^2）	<4	4~8	>8
反流束面积与左心房面积比值（%）	<20%	20%~40%	>40%
缩流束宽度（mm）	3	3~7	7
二尖瓣 VTI 与 LVOT VTI 比值	–	–	>1
估算反流口面积（cm^2）	<0.2	0.2~0.4	>0.4

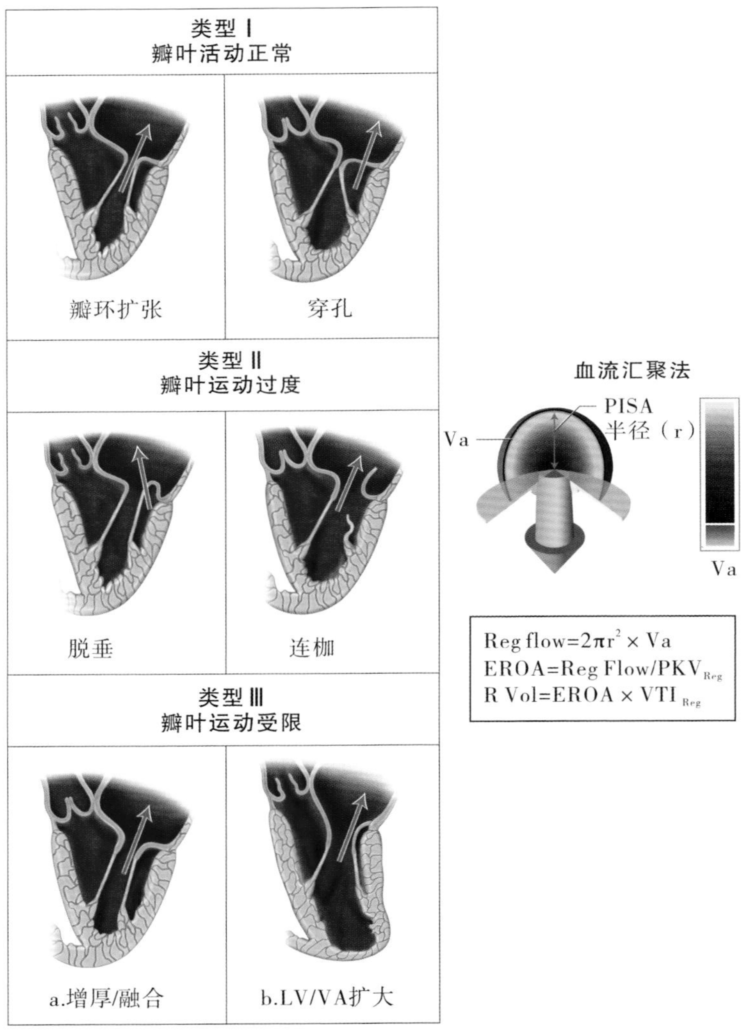

Reg Flow：反流血流率；EROA：有效反流口面积；PKVReg：最大反流速度；R Vol：反流量；Va：混叠血流速度

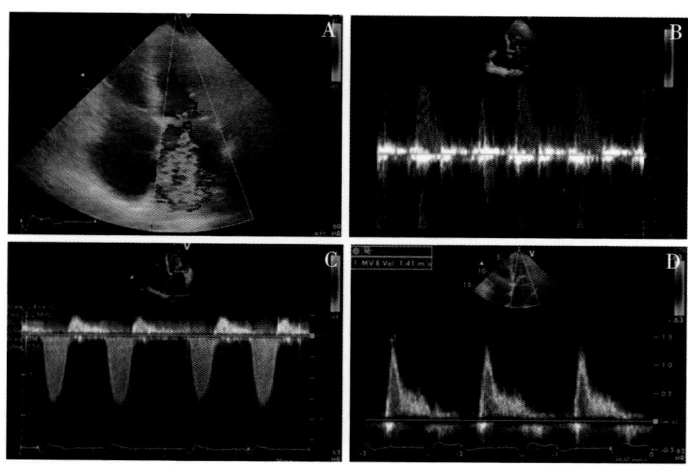

图 22.5　二尖瓣反流评估。A. 彩色多普勒；B. 肺静脉血流频谱；C. 连续多普勒；D. 二尖瓣 E 波速度

三尖瓣反流

超声心动图成像方法	超声表现	评估内容
二维图像	三尖瓣环状扩张 右室扩大 右房扩大	三尖瓣异常
彩色多普勒	三尖瓣反流 肝静脉收缩期血流朝向探头	反流束面积 缩流束
肝静脉血流	肝静脉血流	肝静脉收缩期血流反向
连续多普勒	三尖瓣反流	反流频谱密度 形状不对称 肺动脉收缩压 ($4 \times TR_{Vmax}$)

三尖瓣反流严重程度（图 22.6）

参数	轻度	中度	重度
反流束面积	少量 中心	中等	大量中心 射流
缩流束宽度（mm）	无标准	<7	>7
三尖瓣反流束连续多普勒	微弱	充满 抛物线	密集 不对称
肝静脉血流	收缩期为主	收缩期减低	收缩期反向

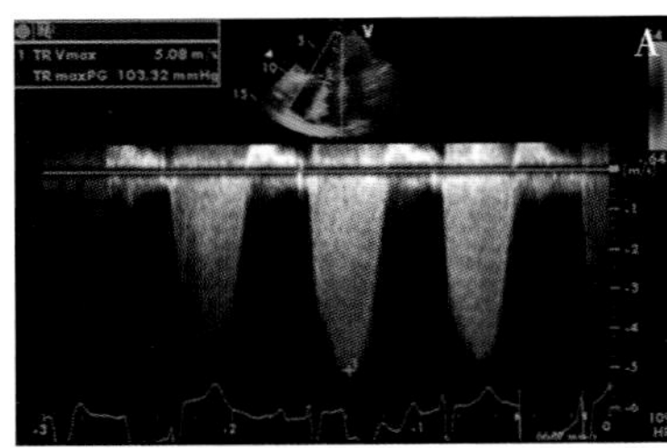

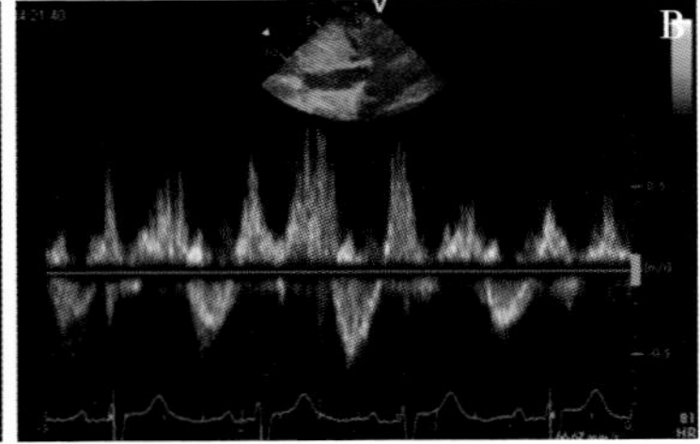

图 22.6　三尖瓣反流评估。A. 三尖瓣反流连续多普勒；B. 肝静脉血流（收缩期血流反向）

多选题

1. 以下哪个选项提示严重的二尖瓣反流？

A. 左房扩大。

B. 房间隔凸向左侧。

C. 左室扩大。

D. 肺静脉频谱收缩期反向。

E. 二尖瓣反流束密集。

答案：D

2. 以下哪个选项提示严重的主动脉反流？

A. 左室肥大。

B. 升主动脉舒张期血流反向。

C. 左室缩小。

D. 二尖瓣 E 峰 >1.2m/s。

E. 缩流束宽度 3mm。

答案：B

3. 以下哪个选项提示严重的三尖瓣反流？

A. 右室游离壁增厚。

B. 三尖瓣反流最大速度 4m/s。

C. 右房扩大。

D. 室间隔凸向左侧。

E. 肝静脉收缩期血流反向。

答案：E

4. 在评估主动脉瓣狭窄方面，下列哪一项是错误的？

A. 使用 B 型、彩色多普勒、脉冲和连续波多普勒。

B. 单切面评估，而不是多切面。

C. 主动脉瓣狭窄与左室舒张功能障碍有关。

D. 寻找左室肥厚。

E. 无量纲严重程度指数非常有用，特别是在低流量状态下。

答案：B

5. 关于连续方程：

A. 用于评估瓣口面积。

B. 当存在心脏分流时是精确的。

C. 用于评估心输出量。

D. 如果当血液流过狭窄的瓣口时，流速会减低。

E. 使用右室流出道比左室流出道更为准确。

答案：A

第 23 章
感染性心内膜炎

Julien Maizel

框表 23.1　可疑感染心内膜炎患者的经食管超声心动图表现

可疑心内膜炎患者使用经食管超声心动图检查的适应证：

- 经食管超声心动图检查必须对其他检查阴性患者进行。
  - 临床高度可疑，特别是经胸超声心动图显示欠佳。
- 对于安装人工瓣膜或心内装置的高度可疑感染性心内膜炎患者，应系统地进行经食管超声心动图检查。

电子补充材料见本章的线上版本（https://doi.org/10.1007/978-3-030-32219-9_23）。

J. Maizel(✉)
Medical ICU, Amiens University Hospital, Amiens, France
e-mail: Maizel.julien@chu-amiens.fr

M.Slama(ed.), *Echocardiography in ICU*,
https://doi.org/10.1007/978-3-030-32219-9_23

·经胸超声心动图阳性的患者还应系统地根据经食管超声心动图检查数据寻找局部并发症（除了经胸超声心动图可以显示清晰的单纯右侧瓣膜感染性心内膜炎）。

框表 23.2 心内膜炎病变（图 23.1，图 23.2）

感染性心内膜炎的超声心动图表现：

·赘生物：出现在瓣膜或其他心内膜结构或植入的心内膜材料上，可摆动或不摆动的团状物。

·脓肿：不与心血管内腔相通的坏死和脓性物质；瓣周区域出现过高或过低的异常回声，增厚和（或）回声不均匀。

·假性动脉瘤：瓣周出现与心血管内腔相通的新腔；瓣周出现的无回声区域有彩色血流相通。

·穿孔：心内瓣膜出现裂隙，有彩色血流通过。

·瘘管：通过彩色多普勒血流检测两个腔之间存在穿孔。

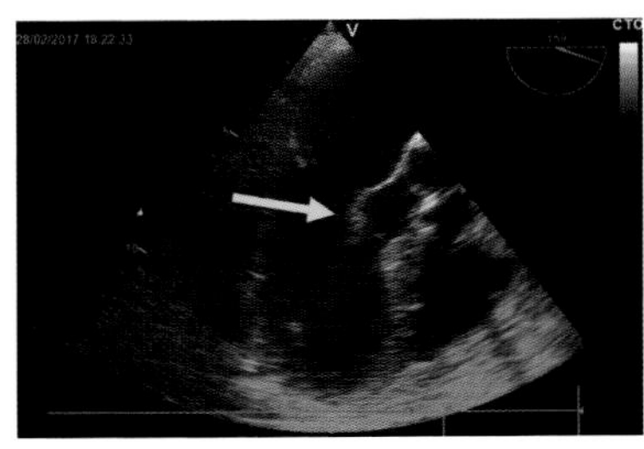

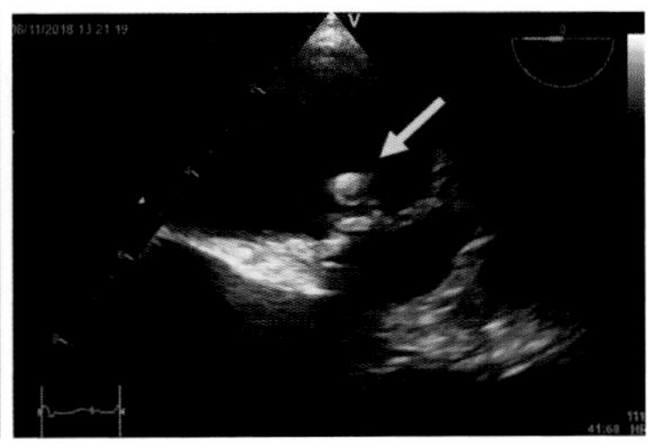

图 23.1 二尖瓣上赘生物（经胸超声心动图）

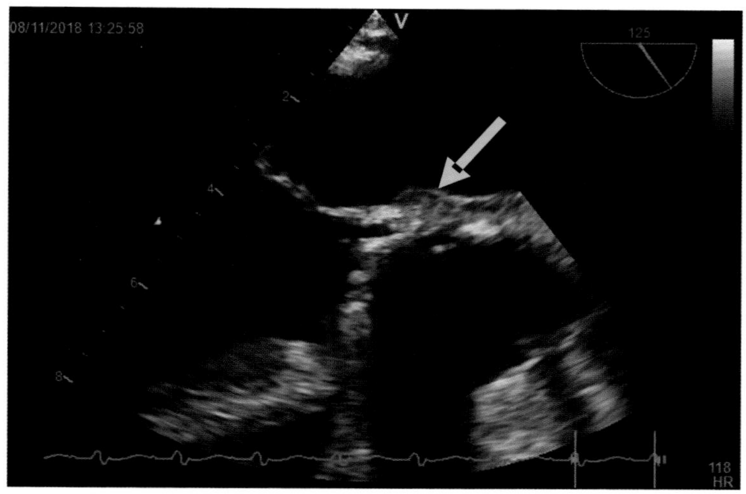

图 23.2　二尖瓣环脓肿

- 瓣膜瘤：瓣膜组织的囊性突出。
- 新的瓣膜撕裂。
- 新的瓣周反流伴有或不伴有假体的摇摆运动。

框表 23.3　感染性赘生物的鉴别诊断

感染性赘生物的鉴别诊断：

- 血栓。
- 腱索断裂。
- 瓣膜纤维弹性瘤。
- 黏液性瓣膜病。
- 脱落。
- Libman-Sacks 心内膜炎。
- 瓣状赘生物。

框表 23.4　预后不良的超声心动图表现（图 23.3）

预后不良的超声心动图表现：

· 瓣周并发症。

· 严重的左侧瓣膜反流。

· 左心室射血分数降低。

· 肺动脉高压。

· 赘生物过大 (>10 mm)。

· 严重的人工瓣膜功能障碍。

· 二尖瓣关闭过早及舒张压升高的其他迹象。

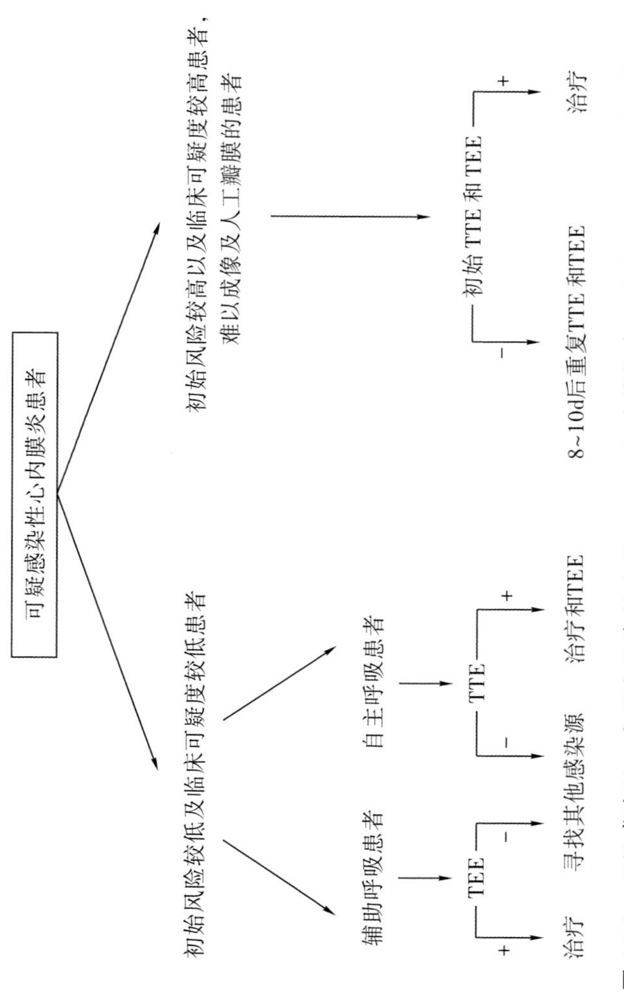

图 23.3　可疑感染性心内膜炎的诊断流程。TEE：经食管超声心动图；TTE：经胸超声心动图

推荐阅读

[1] Afonso L, Kottam A, Reddy V, et al. Echocardiography in infective endocarditis: state of the art. Curr Cardiol Rep, 2017, 19: 127.

[2] Bai AD, Steinberg M, Showler A, et al. Diagnostic accuracy of transthoracic echocardiography for infective endocarditis findings using transesophageal echocardiography as the reference standard: a metaanalysis. J Am Soc Echocardiogr, 2017, 30: 639–46.

第 24 章
人工瓣膜评估

Stephen J. Huang

24.1　心脏人工瓣膜的类型

心脏人工瓣膜（PHV）主要有两种类型：机械瓣和生物瓣（图 24.1）[1, 2]。在过去的 15~20 年里，虽然使用机械瓣的存活时间更长[3]，但生物瓣的使用仍然逐年增加。

24.2　常见心脏人工瓣膜并发症

常见的 PHV 并发症包括血栓栓塞和出血、心内膜炎、非结构性功能障碍（如瓣周漏和血管翳生成），以及人工瓣膜 – 患者不匹配（PPM）[4]。

S. J. Huang(✉)
Intensive Care Unit, Nepean Hospital, University of Sydney
Nepean Clinical School, Sydney, NSW, Australia
e-mail: Stephen.huang@sydney.edu.au

M.Slama(ed.), *Echocardiography in ICU*,
https://doi.org/10.1007/978-3-030-32219-9_24

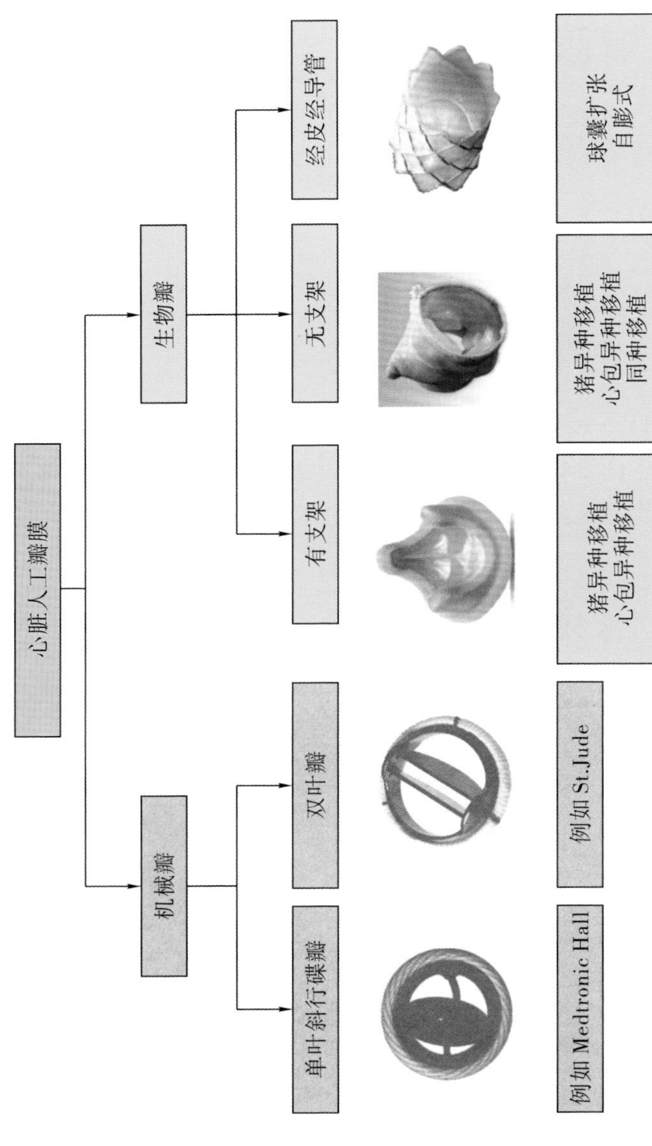

图 24.1 心脏人工瓣膜的常见类型。机械瓣还包括“球笼瓣”，现已停止使用

PHV 患者发生血栓栓塞事件的风险较高，其中使用机械瓣和人工二尖瓣的风险更高。如果同时伴发房颤、左房扩大，心室功能差，以及既往发生过血栓栓塞等危险因素时，则会进一步增加血栓栓塞风险。由于生物瓣组织退化或早期机械瓣表面内皮化不足，这些患者心内膜炎患病风险也较高。从长期看，两种人工瓣膜发生心内膜炎的风险相同[5]。

PPM 是指有效瓣口面积（EOA）过小，导致心输出量不能满足机体需求的情况。常见原因是人工瓣膜相对于体型来说太小或人工瓣膜有梗阻。因此，PPM 对休克患者可造成血流动力学风险。对于左室功能不良的患者，PPM 的影响最为显著。二尖瓣 PPM 还可以导致肺动脉高压。

24.3 人工瓣膜的超声心动图评估

ICU 超声心动图对人工瓣膜的评估可归纳如下：

· 人工瓣膜的二维图像评估。

· 心腔大小和功能的二维图像评估。

· 反流的彩色多普勒检查。

· 连续多普勒（CW）和脉冲多普勒（PW）评价病理性梗阻、病理性反流和 PPM（图 24.2）。

可用经胸超声心动图评价人工瓣膜，但价值有限，特别是对于人工二尖瓣。

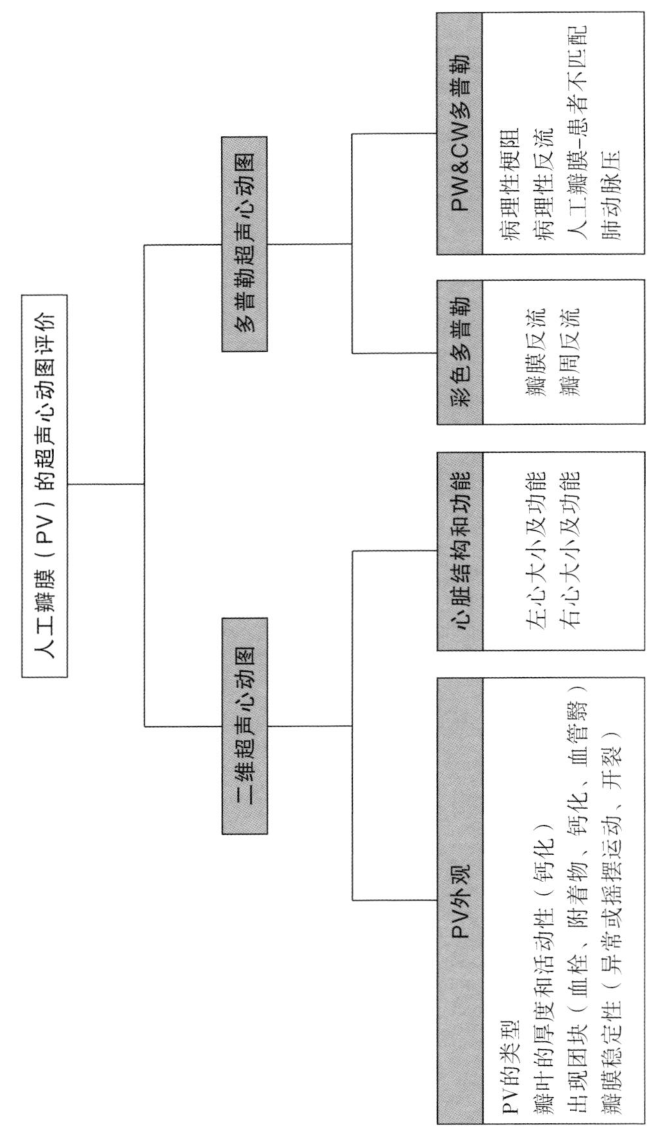

图 24.2 人工瓣膜的超声心动图评价

24.4　超声心动图全面评估所需信息

在评估重症患者人工瓣膜时，尽可能收集以下信息：

· 临床资料。

· 人工瓣膜的类型和大小。

· 身高和体重（体表面积）。

· 血流动力学状态，如血压和心率。

· 最好获得基线检查情况。

24.5　评估算法

24.5.1　PPM *vs.* 人工瓣膜功能障碍

评估从测量平均跨瓣压差开始（图 24.3）。高平均跨瓣压差提示高流量状态、PPM 或人工瓣膜功能障碍。高流量状态可以通过多普勒速度指数（DVI）定义，公式如下：

$$\mathrm{DVI}=\frac{\mathrm{VTI_{LVOT}}}{\mathrm{VTI_{PV}}}$$

$\mathrm{VTI_{LVOT}}$ 和 $\mathrm{VTI_{PV}}$ 分别为左室流出道（LVOT）和人工瓣膜（PV）的速度时间积分（图 24.4）。在人工主动脉瓣缝线环（左室侧）下方 0.5~1.0cm 处，取左室流出道加速血流多普勒信号。由于左心人工瓣膜的评估依赖于准确的左室流出道多普勒评估，因此要特别注意尽量减少左室流出道速度测量的误差，特别是多普勒角度引起的误差（见第 1 章）。

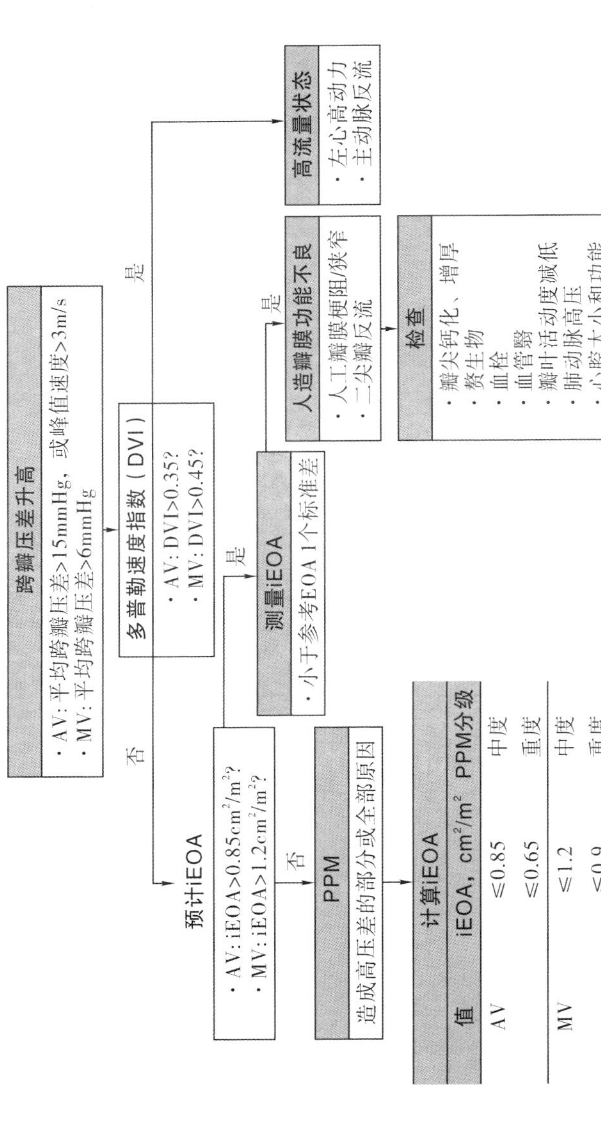

图24.3 人工瓣膜的评估算法。iEOA指有效瓣口面积指数，预计iEOA根据生产厂家提供的人工瓣膜的类型和大小计算。生产厂家提供的有效瓣口面积可以多渠道获得（例如参考文献2）。AV：主动脉瓣；DVI：多普勒速度指数；EOA：有效瓣口面积；iEOA：有效反流口指数；MV：二尖瓣；PG：压力梯度；PPM：人工瓣膜－患者不匹配

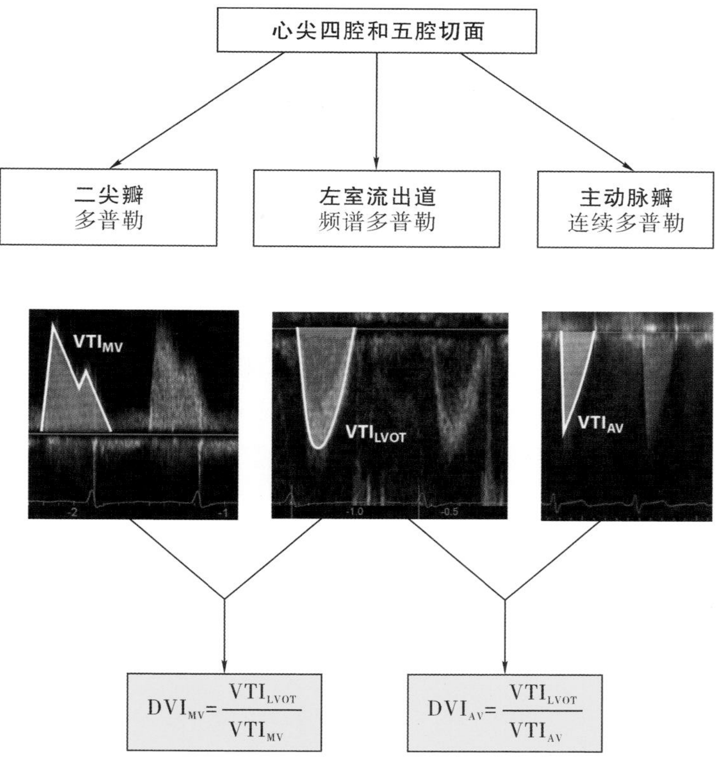

$$DVI_{MV}=\frac{VTI_{LVOT}}{VTI_{MV}}$$

$$DVI_{AV}=\frac{VTI_{LVOT}}{VTI_{AV}}$$

图 24.4　DVI 的计算方法　MV：二尖瓣；LVOT：左室流出道；AV：主动脉瓣；VTI：速度时间积分；DVI：多普勒速度指数

用连续方程计算正常有效瓣口面积（EOA）（见第 22 章），可提示人工瓣膜功能障碍；当 EOA 异常并 DVI 降低时，提示 PPM（图 24.3）。

24.5.2 反 流

在 PV 中需要少量渗漏（反流），以防止血流淤滞和血栓形成，这称之为冲刷效应。这种渗漏的特点是持续时间短、狭窄和对称射流束。

明显的反流可以是跨瓣或瓣周反流。跨瓣反流束可能是由于生物瓣连枷样的瓣尖、存在血管翳或血栓从而影响瓣叶关闭引起的。瓣周反流是由开裂引起的。应记录瓣周反流束的位置和大小。对于人工主动脉瓣，瓣周反流严重程度估算可以用周长百分比。对于人工二尖瓣，瓣周反流严重程度估算可以用反流容积或分数[6]（表 24.1，图 24.5）。

表 24.1 人工主动脉瓣和二尖瓣反流严重程度评估

	轻度	中度	重度
反流容积（ml）	<30	30 ~ 59	≥ 60
反流分数（%）	<30	30 ~ 49	≥ 50
瓣周主动脉瓣反流：周长百分比（%）	<10	10 ~ 20	>20

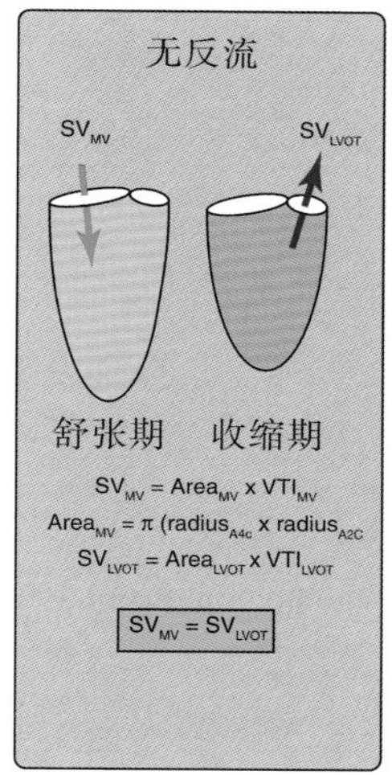

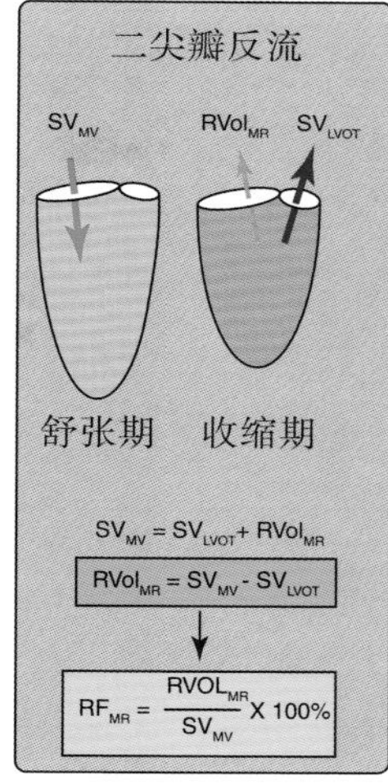

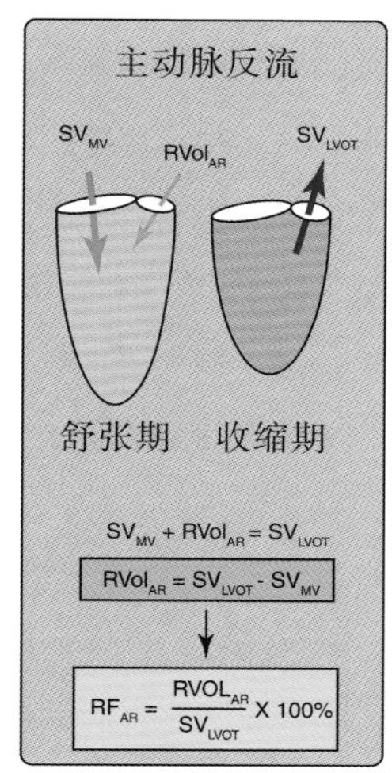

图 24.5　反流容积和分数计算。根据质量守恒原理，当没有反流时，通过二尖瓣（MV）进入左室的血流量（每搏量，SV）与通过左室流出道（LVOT）流出左室的血流量相同（连续方程原则）。通过瓣口的面积乘以 VTI 来计算 SV。注意，MV 的面积是 π 与心尖四腔（A4C）和心尖两腔（A2C）获得的半径乘积。如果存在二尖瓣（MR）或主动脉瓣反流（AR），则需要考虑反流容积（RVol），以确保流入和流出左室的血流总体积相同。反流分数（RF）是同一瓣口 RVol 与 SV 的比值。注意，当同时存在主动脉瓣和二尖瓣反流时，这种方法不适用于 RVol 和 RF 计算

多选题

1. 人工瓣膜－患者不匹配是指：

A. 身体对瓣膜的排异。

B. 一个大尺寸的瓣膜被移植到身材小的患者上。

C. 瓣膜的大小无法满足心输出量的需求。

D. 瓣膜的材料不适合患者。

答案：C

2. 下列哪一项是错的？

A. 人工二尖瓣反流时需要评估肺动脉压力。

B. 左室功能差可能加重人工瓣膜－患者不匹配。

C. 任何人工瓣膜反流都是异常的。

D. 人工机械瓣叶活动度降低可由赘生物引起。

答案：C

3. 下列哪一种超声心动图模式不需要在人工瓣膜重症评估中进行？

A. 二维成像（B 模式）。

B. 三维成像。

C. 彩色多普勒。

D. 脉冲多普勒。

答案：B

4. 下列关于 DVI 说法哪一项是错误的？

A. DVI 是无量纲参数。

B. DVI 是 LVOT 峰值速度与人工瓣膜跨瓣峰值速度之比。

C. DVI 有助于 PPM 分级。

D. DVI 在人工主动脉瓣反流中意义不大。

答案：B

5. 人工瓣膜评估中以下哪一项较容易？

A. 机械二尖瓣的声影。

B. 机械二尖瓣的环状声影。

C. TTE 中可视化二尖瓣反流。

D. TTE 中可视化主动脉瓣反流。

答案：D

6. 下列哪一种说法是正确的？

A. 人工二尖瓣有效反流口可以用压差降半时间（PHT）进行计算，即 220/PHT。

B. 二尖瓣平均跨瓣压差评估时应报道心率。

C. 评估缩流束宽度很重要。

D. 高于正常瓣膜的平均跨瓣压差或峰值流速应始终值得关注。

答案：B 。心率影响舒张期充盈，从而影响跨瓣压差。心率快造成左心室舒张充盈时间不足，因此与跨瓣压差较高相关。进而，左心房压力随着前负荷的增加而增加。

参考文献

[1] Pibarot P, Dumesnil JG. Prosthetic heart valves. Circulation, 2009, 119(7): 1034–48.

[2] Zoghbi WA, Chambers JB, Dumesnil JG, et al. Recommendations for evaluation of prosthetic valves with echocardiography and doppler ultrasound: a report from the American Society of Echocardiography's guidelines and standards committee and the task force on prosthetic valves, developed in conjunction with the American College of Cardiology Cardiovascular Imaging Committee, Cardiac Imaging

Committee of the American Heart Association, the European Association of Echocardiography, a registered branch of the European Society of Cardiology, the Japanese Society of Echocardiography and the Canadian Society of Echocardiography, endorsed by the American College of Cardiology Foundation, American Heart Association, European Association of Echocardiography, a registered branch of the European Society of Cardiology, the Japanese Society of Echocardiography, and Canadian Society of Echocardiography. J Am Soc Echocardiogr, 2009, 22(9): 975–1014.

[3] Goldstone AB, Chiu P, Baiocchi M, et al. Mechanical or biologic prostheses for aortic-valve and mitral-valve replacement. N Engl J Med, 2017, 377(19): 1847–57.

[4] Misawa Y. Valve-related complications after mechanical heart valve implantation. Surg Today, 2015, 45(10): 1205–9.

[5] Nagpal A, Sohail MR, Steckelberg JM. Prosthetic valve endocarditis: state of the heart. Clin Invest, 2012, 2(8): 803–17.

[6] Pibarot P, Dumesnil JG. Doppler echocardiographic evaluation of prosthetic valve function. Heart, 2011, 98(1): 69–78.

第 25 章
心肌梗死及并发症

Sam Orde

提 示

· 应该使用多切面评估局部室壁运动异常。

· 胸骨旁左心室短轴切面对于确认局部室壁运动异常非常有帮助：比较一侧与另一侧的相对节段。

· 对于难以成像的患者，剑突下切面十分有用。

· 了解特定冠状动脉供血的心肌区域。如果在这些区域之外存在局部室壁运动异常，考虑应激性心肌病。

· 室壁变薄，回声增强，节段运动消失提示可能存在慢性心肌缺血。

· 在运动消失区域寻找可能存在的血栓（如果有必要，采用非标准切面）。

电子补充材料见本章的线上版本(https://doi.org/10.1007/978-3-030-32219-9_25)。

S. Orde(✉)
Nepean Hospital, Sydney, NSW, Australia

M.Slama(ed.), *Echocardiography in ICU*,
https://doi.org/10.1007/978-3-030-32219-9_25

25.1 局部室壁运动和冠状动脉支配（表 25.1）

表 25.1 局部室壁运动评估和评分（图 25.1）

运动	评分	定义
正常	1	收缩期增厚率 >50%
运动减弱	2	收缩期增厚率 <50%
运动消失	3	收缩期增厚率 <10%
矛盾运动	4	局部室壁变薄，收缩期向外运动

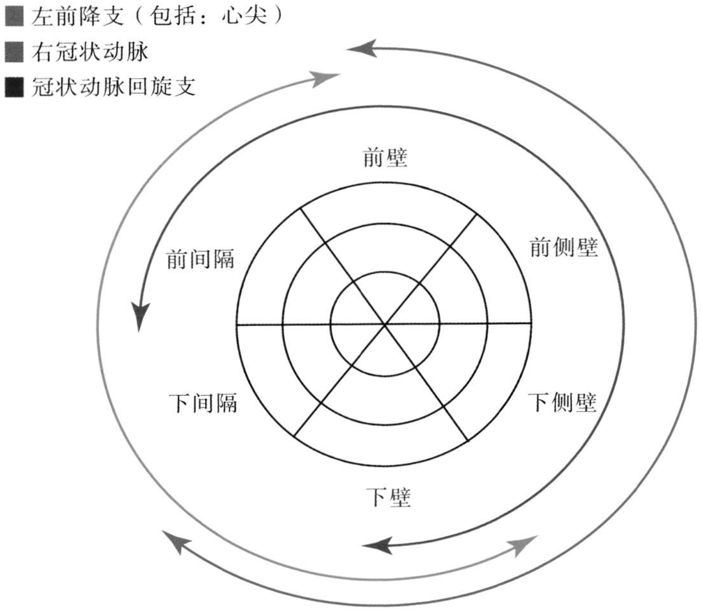

图 25.1 左心室 16 节段室壁运动“牛眼”图（含有心尖“帽子”的 17 节段模型也可以使用），方向由心尖向上看心脏。外侧圆表示心底，内侧圆表示心尖

25.2　心肌缺血的并发症

(a) 心力衰竭和心源性休克(见视频/病例)

- 评估局部室壁运动异常。
- 左心室扩张可导致二尖瓣环扩张。

(b) 右心室梗死(见视频/病例)

- 与右心衰竭有关。
- 右心室游离壁出现功能障碍，与左心室下壁基底部或中间部的运动减弱或消失有关。

(c) 心包积液/心包炎(Dressler's 综合征)

- 很少与心包填塞有关。
- 急性反应；具有重要临床相关性。

(d) 血栓形成(在运动消失或出现动脉瘤的部位)

- 与局部血流量减低有关(图 25.2)：运动消失或出现动脉瘤的部位，最常见于心尖部。
- 与自发超声显影有关。

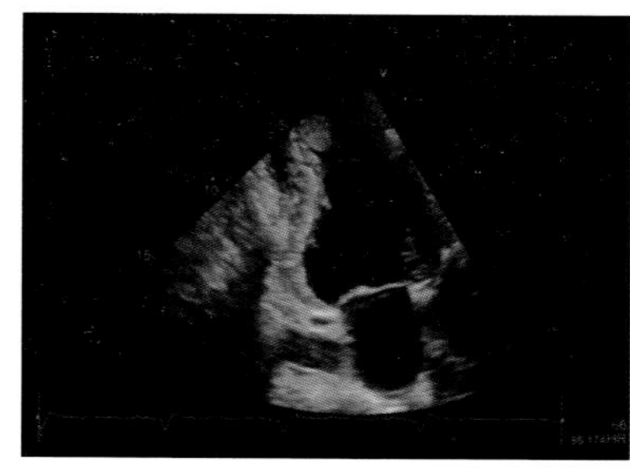

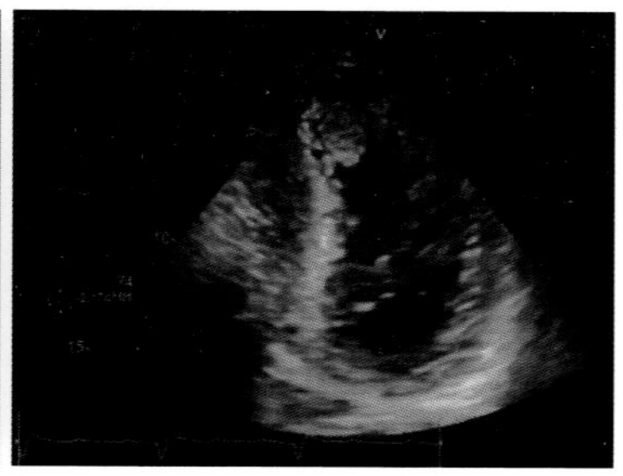

图 25.2　(+相关视频)左心室心尖部运动消失、室壁变薄，伴低血流状态。请注意：标准切面可能会漏掉血栓；因此，需要非标准切面成像

(e) 室间隔穿孔(图 25.3)

· 由于缺血造成心肌结构弱化，引起心肌断裂，可形成急性室间隔穿孔。

· 观察穿孔可能需要非标准切面图像。

· 可能会看到收缩期高速左向右分流，为湍流（例如，彩色多普勒和连续波多普勒）。

· 与血流动力学不稳定和高死亡率有关。

(f) 心肌缺血引起的二尖瓣反流（图 25.4）

· 与心肌缺血有关的二尖瓣反流形成机制不同（表 25.2）。

· 可能出现因左心房压升高引起的症状（呼吸急促，肺水肿）。

· 彩色多普勒常常会低估严重的偏心性二尖瓣反流。检查肺静脉收缩期血流，出现血流速度减慢或血流方向倒转提示严重反流。

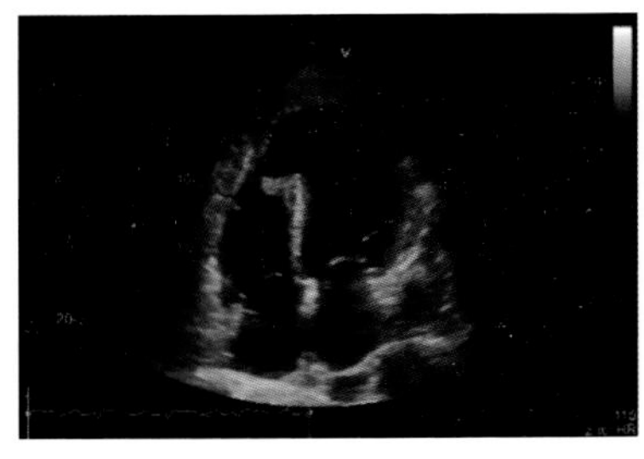
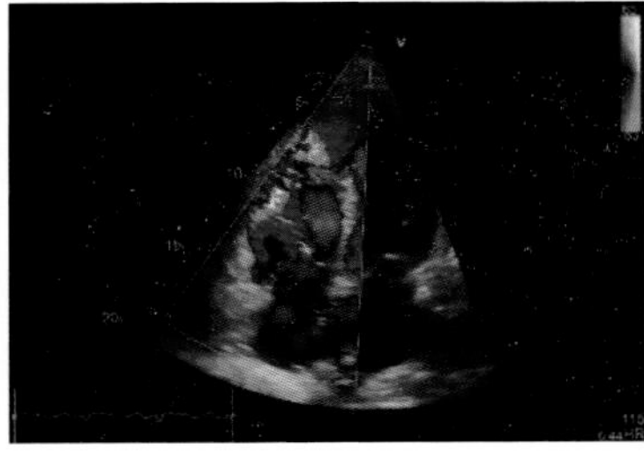

图 25.3 （+ 相关视频）急性梗死导致室间隔穿孔

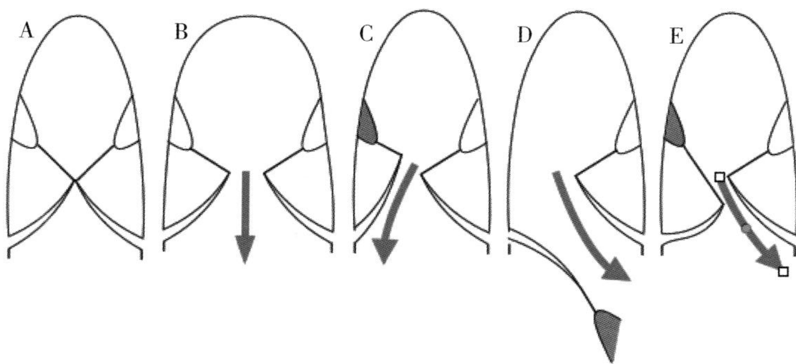

图 25.4　心肌缺血相关的二尖瓣反流机制：A. 正常；B. 心力衰竭导致左心室环样扩张；C. 潜在缺血区域二尖瓣腱索运动障碍；D. 乳头肌断裂（通常后内侧乳头肌只接受冠状动脉供血）；E. 因腱索断裂或乳头肌功能不全导致二尖瓣脱垂

表 25.2　心肌缺血相关的二尖瓣反流机制

二尖瓣反流机制	反流方向	急性与慢性	图
正常	—	—	25.4A
缺血引起左心室扩张	中央	慢性	25.4B
缺血区域运动障碍（二尖瓣对合不良）	与缺血区方向相同	急性或慢性	25.4C
乳头肌断裂[a]	与断裂乳头肌的方向相反	急性	25.4D
二尖瓣脱垂（乳头肌收缩不足）	与脱垂二尖瓣的方向相反	急性或慢性	25.4E

a：通常伴有下壁心梗，方向向前的反流束，并伴有急性肺水肿，这是后内侧乳头肌断裂造成的，因为其只有冠状动脉回旋支一支冠脉供血

多选题

1. 哪项是心肌梗死最常见的并发症？

A. 室间隔缺损。

B. 乳头肌断裂。

C. 心包填塞。

D. 局部室壁运动异常。

答案：D

2. 你接诊了一例 70 岁的女性患者，该患者心肌梗死后 3d，出现急性血流动力学不稳定。血管造影发现左前降支狭窄 90%，回旋支狭窄 100%。下面哪一项是最不可能的原因？

A. 左心室扩张。

B. 室间隔缺损。

C. 二尖瓣脱垂。

D. 后内侧乳头肌断裂。

答案：A

3. 关于心肌梗死引起的急性乳头肌断裂，以下哪项是正确的？

A. 前外侧乳头肌最可能受到影响。

B. 急性二尖瓣反流方向与受缺血影响区域方向相反。

C. 阻塞的右冠状动脉是最可能的罪犯冠状动脉。

D. 是相对良性的心肌梗死并发症。

答案：B

第 26 章
急性胸主动脉疾病

Philippe Vignon

急性胸主动脉疾病可分为两类，一类是急性主动脉综合征（AAS），包括临床特征相似的主动脉急性病变，另一类是严重胸外伤所致的钝性主动脉损伤（BAI）。

电子补充材料见本章的线上版本 (https://doi.org/10.1007/978-3-030-32219-9_26)。

P. Vignon(✉)
Medical-Surgical Intensive Care Unit, Dupuytren Teaching Hospital, Limoges, France
Inserm CIC-P 1435, Dupuytren Teaching Hospital, Limoges, France
e-mail: philippe.vignon@unilim.fr

M.Slama(ed.), *Echocardiography in ICU*,
https://doi.org/10.1007/978-3-030-32219-9_26

框表 26.1 主动脉疾病

各种急性主动脉疾病均可引起急性主动脉综合征，同时存在主动脉破裂的潜在风险（图 26.1）：

1. 主动脉夹层。
2. 主动脉壁内血肿。
3. 主动脉穿透性动脉粥样硬化性溃疡。
4. 动脉瘤。
5. 假性动脉瘤。

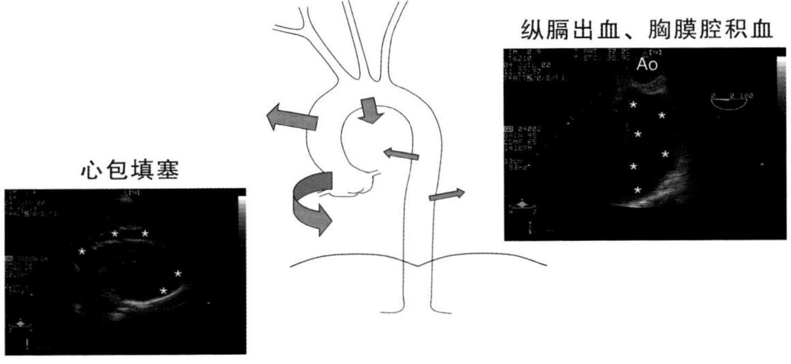

图 26.1　由于动脉壁严重受损且出血可位于多个解剖腔隙（红色箭头），因此急性胸主动脉疾病会严重威胁生命安全。出血位置通常是主动脉压力最高的地方（例如升主动脉出血会聚集于心包腔内），或者是主动脉壁受损最严重的地方（例如胸主动脉峡部钝性损伤）。超声心动图可以帮助准确判断出血位置及血液聚集的腔隙：心包积血（左图，星号所示）、纵隔出血和胸膜腔积血（右图，星号所示）

框表 26.2　AAS 的致病风险因素

AAS 的致病风险因素：

1. 主动脉病史或马方综合征病史。
2. 特征性胸痛（剧烈、撕裂、搏动和转移性）。
3. 低血压、休克或灌注不足。

BAI 主要发生在左锁骨下动脉和第一肋间动脉之间的主动脉峡部区域。

BAI 的主要危险因素是剧烈减速动作，在相对活动的主动脉弓和固定紧密的降主动脉之间的主动脉峡部产生水平方向的强大的高能剪切力。

经胸超声心动图（TTE）是评估 AAS 患者的首选影像学检查方法，尤其是在血流动力学不稳定的情况下，而经食管超声心动图（TEE）对机械通气患者 BAI 的诊断可以提供有价值的信息。当 AAS 累及升主动脉（图 26.2）或深部 BAI（图 26.3）时，都需要紧急治疗以避免主动脉致命性破裂。相比之下，当 AAS 仅累及降主动脉且无并发症，或浅表 BAI 可安全保守治疗，同时严格控制血压。

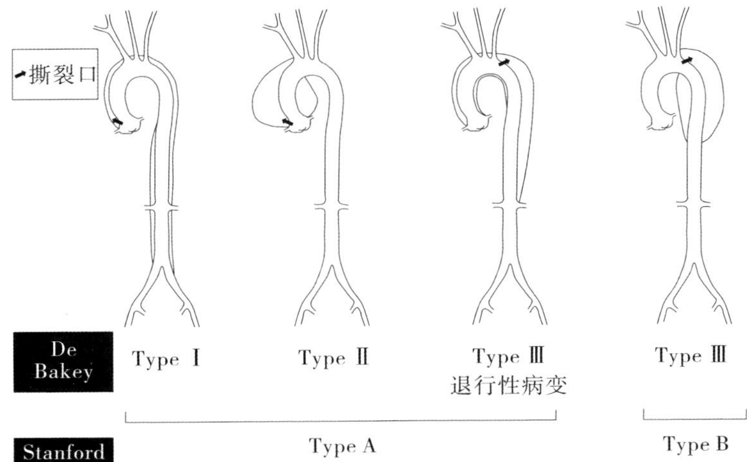

图 26.2 不同类型主动脉夹层根据 De Backey 和 Stanford 分类方法进行分类。升主动脉受累时需要立即手术

26.1 急性主动脉综合征

框表 26.3 急性主动脉综合征并发症

急性主动脉综合征早期并发症：

· 填塞出血至心包腔。

· 急性心肌梗死主动脉夹层延伸至冠状动脉。

· 大量主动脉反流（急性主动脉瓣环扩张撕脱的内膜，进入左室流出道主动脉瓣夹层）。

· 个别情况下，当血液进入固有腔隙时会引起失血性休克，并导致循环衰竭、纵隔出血、胸膜腔积血。

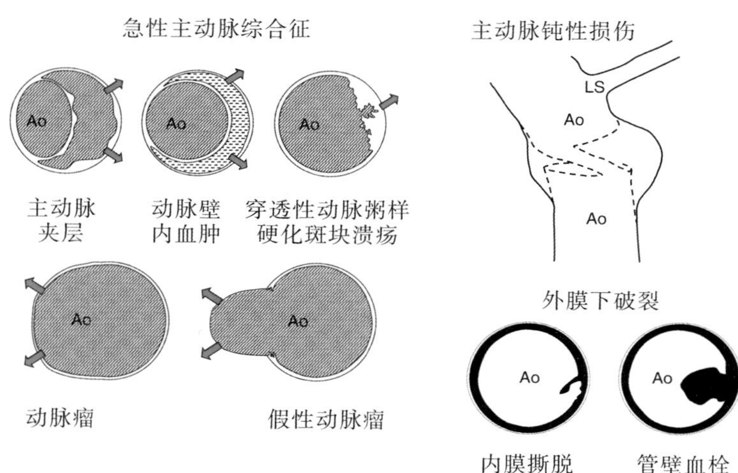

图 26.3　胸腔主动脉主要急性疾病示意图。急性主动脉综合征有一个共同的临床表现，尽管病因各不相同，但最终都可能由于外膜破裂导致猝死（红色箭头），其中急性主动脉夹层和动脉壁内血肿是最常见的病因。钝性主动脉损伤是由剧烈减速动作引起的，主要累及主动脉峡部。亚急性主动脉破裂会导致假性动脉瘤形成（外膜受压），具有潜在破裂猝死的风险。相反，内膜撕脱可能与血管壁血栓相关有关，而且由于累及范围和深度有限，因此不会对外膜造成过大的压力；因此，可以安全地进行保守治疗。AO：主动脉腔；LS：左锁骨下动脉

应首先进行经胸超声心动图检查，因为其可以快速操作而且严格无创。对于有 AAS 的休克患者，经胸超声心动图检查应首先确认是否存在心包积血，因为这可以反映是否存在出血，并指导紧急手术治疗（图 26.1）。

> 主动脉根部扩张伴新发的主动脉瓣关闭不全高度提示 AAS 可能累及升主动脉。

因为经胸超声心动图检测敏感性不够，当没有在动脉管腔内发现撕脱的内膜时仍然不能排除主动脉夹层诊断的可能性，此时 AAS 也可能与其他发病率较低的急性主动脉疾病有关，而非主动脉夹层（图 26.3）。撕脱的内膜必须与腔内线性伪影进行区分，后者常由经食管超声心动图在升主动脉内产生（视频 26.1）。对于不能接受增强 CT 检测的病情不稳定患者，在全麻手术时更有利于经食管超声心动图检查，以获得最佳的耐受性和安全性（表 26.1）。与早期目标导向的经胸超声心动图检查相比，经食管超声心动图检查可以对导致 AAS 的潜在急性主动脉疾病、相关心脏并发症和血液泄露提供更多有价值的信息（表 26.1，图 26.4，图 26.5，视频 26.2）。

26.2 主动脉钝性损伤

经食管超声心动图检查可以提供主动脉峡部更清晰的图像，但经胸超声心动图检查并不适用于 BAI 的诊断（视频 26.3~ 视频 26.5）。此外，经食管超声还可以清楚的分辨外膜下结构 BAI 需要在轻度损伤时即迅速纠正（图 26.3），经食管超声可以识别相关的钝性心脏损伤，并有助于指导急性治疗，包括血管内支架植入术 [1-3]。

超声心动图显示的主动脉破裂应与主动脉夹层（图 26.6）相区别，主动脉夹层很少由严重钝性胸部创伤（表 26.2）引起的，因为两者之间存在明显差异（图 26.7）。

表 26.1　评估低血压、休克或疑似急性主动脉综合征患者时的超声心动图检查要点

经胸超声心动图检查	经食管超声心动图检查
出血指征[a]： · 心包积血 ± 填塞 · 左侧胸腔积血[b]	**出血指征[a]：** · 心包积血 ± 填塞 · 左侧胸腔积血，纵隔出血[b]
升主动脉受累的间接指征[a]： · 升主动脉（均匀性）扩张 · 新发主动脉瓣关闭不全（彩色多普勒）	**升主动脉受累的间接指征[a]：** · 升主动脉（均匀性）扩张 · 新发主动脉瓣关闭不全（彩色多普勒）： 主动脉根部扩张 撕脱的内膜进入左室流出道 主动脉瓣夹层
典型特征： · 主动脉夹层：内膜撕脱（活动性好）新发室壁运动异常[c]	**典型特征：** · 主动脉夹层：内膜撕脱（活动性好） 存在两个管腔（真性管腔内径较小） 假性管腔内血流速度较低 ± 血栓形成 入口撕裂 ± 其他破口 新发室壁运动异常[c] · 血管壁内血肿： 主动脉壁圆形或新月形增厚 >5mm 血管壁内可探及血流消失 · 穿透性动脉粥样硬化斑块溃疡：严重动脉粥样硬化和钙化的动脉壁内的穿透性损伤 · 可能与局部血管壁血肿或假性动脉瘤有关

a：需要紧急手术的危险指征；b：在急性降主动脉疾病时，出血引起失血性休克的情况下，右侧胸腔积血发生概率较低；c：提示主动脉夹层累及了冠状动脉

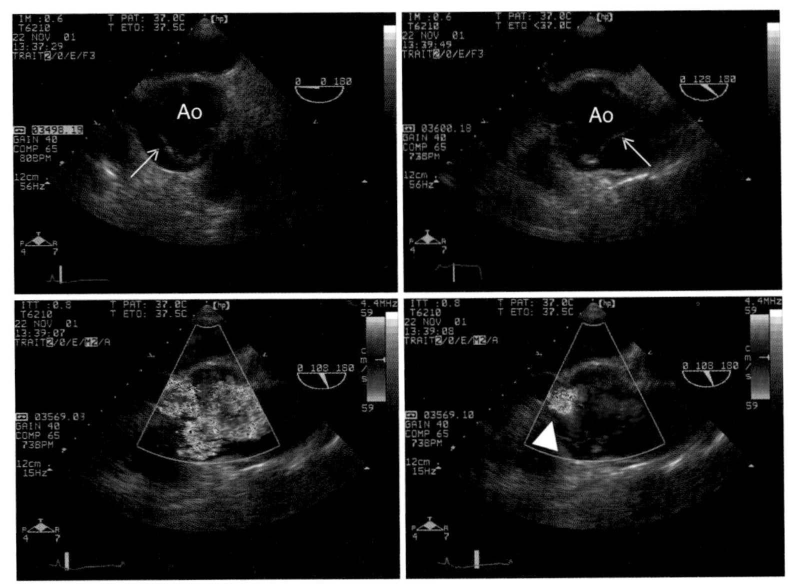

图 26.4 经食管超声心动图显示急性主动脉夹层累及升主动脉。在食管中段横切面（0°，左上）和纵切面（120°，右上）中，二维图像显示出了扩张的升主动脉内撕脱的动脉内膜（如箭头所示）。在纵切面，彩色多普勒在收缩期时显示出了真性管腔（左下），并确定了舒张期间严重的主动脉瓣反流，以及主动脉瓣处的反向喷射血流（右下，箭头所示）。AO：升主动脉管腔

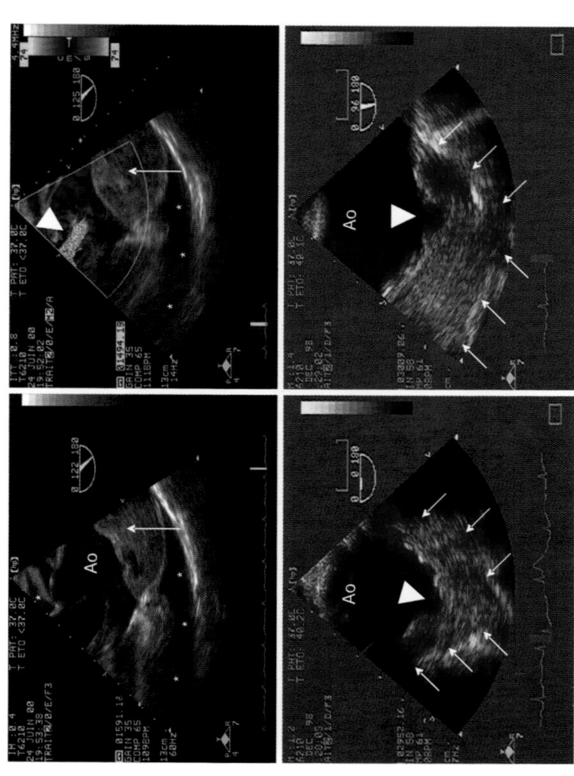

图 26.5　两例疑似急性主动脉综合征的严重休克患者的经食管超声心动图检查。在第 1 例患者中，升主动脉食管中段纵切面显示血管扩张，血管壁增厚，与距离最近的血管壁内血肿一致（上图，箭头所示），心包积血（星号），彩色多普勒显示主动脉瓣中度反流（箭头）。在第 2 例患者中，经食管超声心动图显示降主动脉（下图，箭头）上存在一个穿透性的动脉粥样硬化性溃疡，并伴有大量纵隔积血，提示主动脉腔内出血（箭头）。AO：主动脉管腔

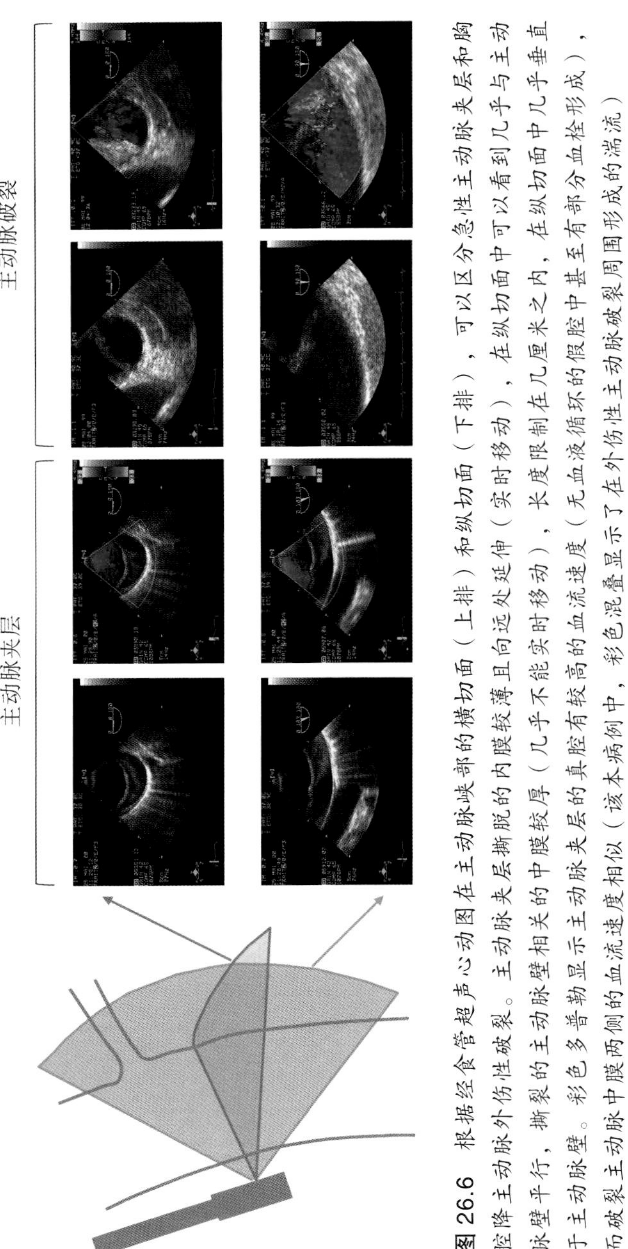

图 26.6 根据经食管超声心动图在主动脉峡部的横切面（上排）和纵切面（下排），可以区分急性主动脉夹层和胸腔降主动脉外伤性破裂。主动脉夹层撕脱的内膜较薄且向远处延伸（实时移动），在纵切面中可以看到几乎与主动脉壁平行，撕裂的主动脉壁相关的中膜较厚（几乎不能实时移动），长度限制在几厘米之内，在纵切面中几乎垂直于主动脉壁。彩色多普勒显示主动脉夹层的真腔有较高的血流速度（无血液循环的假腔中甚至有部分血栓形成），而破裂主动脉中膜两侧的血流速度相似（该本病例中，彩色混叠显示了在外伤性主动脉破裂周围形成的湍流）

表 26.2　主动脉夹层和主动脉破裂在经食管超声图像差异

可供考虑的参数	主动脉夹层	主动脉破裂
二维超声心动图：		
· 主动脉内径：	· 增加	· 正常或增加
· 主动脉轮廓：	· 均匀对称	· 不均匀对称（假性动脉瘤形成）
· 主动脉膜剥脱：	· 薄（内膜），活动度好 · 不断扩张（根据解剖特点），平行于主动脉走形	· 厚（中膜），活动度差 受限于主动脉峡部，几乎垂直于动脉壁
血管内管腔数量：	· 2	· 1
· 血栓：	· 假性管腔可能存在血栓	· 无
· 内出血：	· 可能（心包积血，极少发生胸膜腔积血）	· 可能（纵隔出血，胸膜腔积血）
多普勒		
彩色多普勒超声：	· 血流速度不同（假性管腔内血流速度低） · 确定破口位置 · 真性管腔闭塞（假性管腔压迫所致）	· 在中膜撕脱的两侧血流速度大致相同 · 无 · 假性狭窄（主动脉破裂管壁突出）
· 频谱多普勒	· 确定真性管腔（脉冲多普勒）	· 压力梯度检测（连续波多普勒）

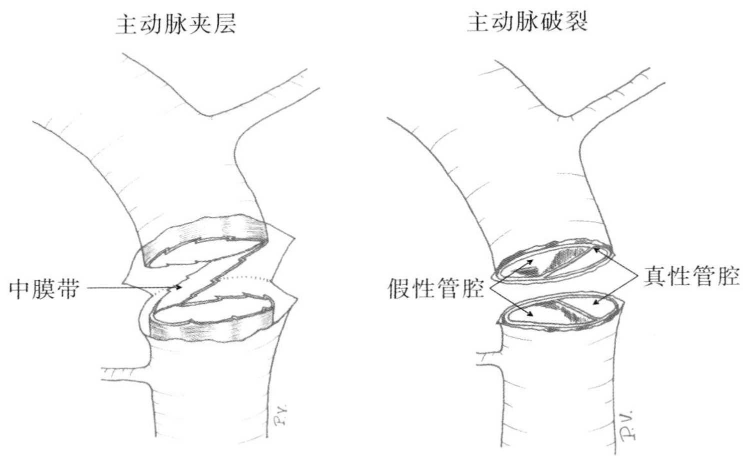

图 26.7　主动脉峡部主动脉夹层和破裂模式图。主动脉夹层主要特征是内膜撕脱后在血管内形成两个独立的通道。主动脉破裂后，内中膜形成一条窄带将破裂的主动脉连接起来，使破裂范围局限在几厘米的范围内。因此，中膜撕脱后不会形成两个独立的血流通道

多选题

1. 当患者出现疑似升主动脉夹层和循环衰竭时，经胸超声应检测：

A. 心包积液。

B. 局部室壁运动异常。

C. 升主动脉增宽。

D. 主动脉根部内膜剥脱。

E. 主动脉瓣关闭不全。

答案：A，B，C，D，E

2. 疑似主动脉综合征的患者，经食管超声：

A. 是系统性影像学检查的首选技术。

B. 用于机械通气并伴有血流动力学不稳定的患者。

C. 可用于获取潜在的主动脉病变信息。

D. 可用于诊断自主呼吸患者是否存在心包填塞。

E. 指导急诊手术。

答案：B，C，E

3. 亚急性主动脉峡部破裂，经食管超声心动图可以观察到：

A. 内膜撕脱范围扩大并形成两个独立的血流通道。

B. 主动脉峡部内侧局部内膜撕脱。

C. 不同大小动脉瘤的形成。

D. 后纵隔出血。

E. 中膜撕脱后两侧的血流速度大致相同。

答案：B，C，D，E

参考文献

[1] Vignon P, Guéret P, Vedrinne JM, et al. Role of transesophageal echocardiography in the diagnosis and management of traumatic aortic disruption. Circulation, 1995, 92(10): 2959–68.

[2] Vignon P, Martaillé JF, François B, et al. Transesophageal echocardiography and therapeutic management of patients sustaining blunt aortic injuries. J Trauma, 2005, 58(6): 1150–8.

[3] Vignon P, Boncoeur MP, François B, et al. Comparison of multiplane transesophageal echocardiography and contrast-enhanced helical CT in the diagnosis of blunt traumatic cardiovascular injuries. Anesthesiology, 2001, 94(4): 615–22.

推荐阅读

[1] Erbel R, Aboyans V, Boileau C, et al; ESC Committee for Practice

Guidelines. 2014 ESC Guidelines on the diagnosis and treatment of aortic diseases: Document covering acute and chronic aortic diseases of the thoracic and abdominal aorta of the adult. The Task Force for the Diagnosis and Treatment of Aortic Diseases of the European Society of Cardiology(ESC). Eur Heart J, 2014, 35(41): 2873–926.

[2] Vignon P, Spencer KT, Rambaud G, et al. Differential transesophageal echocardiographic diagnosis between linear artifacts and intraluminal flap of aortic dissection or disruption. Chest, 2001, 119(6): 1778–90.